脊髓损伤的
居家康复与护养

主审 俞天国

主编 李 政

全国百佳图书出版单位
中国中医药出版社
·北 京·

图书在版编目（CIP）数据

脊髓损伤的居家康复与护养 / 李政主编 . -- 北京：
中国中医药出版社 , 2024.8
ISBN 978-7-5132-8768-5

Ⅰ . ①脊… Ⅱ . ①李… Ⅲ . ①脊髓损伤—康复 Ⅳ .
① R744.09

中国国家版本馆 CIP 数据核字 (2024) 第 089433 号

中国中医药出版社出版

北京经济技术开发区科创十三街 31 号院二区 8 号楼
邮政编码　100176
传真　010-64405721
山东华立印务有限公司印刷
各地新华书店经销

开本 880×1230　1/32　印张 6　字数 144 千字
2024 年 8 月第 1 版　2024 年 8 月第 1 次印刷
书号　ISBN 978 – 7 – 5132 – 8768 – 5

定价　39.00 元
网址　www.cptcm.com

服 务 热 线　010-64405510
购 书 热 线　010-89535836
维 权 打 假　010-64405753

微信服务号　**zgzyycbs**
微商城网址　**https://kdt.im/LIdUGr**
官 方 微 博　**http://e.weibo.com/cptcm**
天猫旗舰店网址　**https://zgzyycbs.tmall.com**

如有印装质量问题请与本社出版部联系（010-64405510）

序

托起明天的太阳

在生命的舞台上，每个人都可能会遭遇各种意外和挑战。其中，脊髓损伤是一种令人痛心的疾病，它不仅给患者带来身体上的痛苦，更对其心理和生活产生巨大的影响。然而，即使面对如此严峻的挑战，我们仍然要坚信，只要我们拥有正确的态度和方法，就能够战胜困难，重新获得健康和幸福。

我是一位医生，也是一位脊髓损伤患者。经历了许许多多艰难困苦和顽强刻苦的功能锻炼后，才使四肢运动功能，膀胱、直肠功能得到了不同程度的恢复，能够较好地控制大小便，能持拐活动。我深刻地体会到，对待生活和工作中的困难，不仅要有坚强的意志和信念，还要积极主动地进行主动运动和作业锻炼，否则就不可能开始新的人生、融入主流社会。

脊髓损伤会导致截瘫或者四肢瘫等终身性疾病，出现躯干、四肢感觉、运动功能丧失，膀胱、直肠功能障碍。伤者苦难一生，强化康复是唯一的选择。正是因为我有刻骨铭心的体会，我在脊髓损伤居家康养方面进行了一些研究和探索，并集结大家一起编写了这本书，目的是为居家脊髓损伤者提供通俗易懂的读物，方便大家随手参考学习。

家是温馨的港湾，是生命的根。只要有家，我们的梦想才能发芽、开花、结果。对于脊髓损伤患者来说，一个背着瘫痪

5

患者包袱的家庭在思想、经济以及生活、社会活动等方面都会出现难以想象的困难。要生活下去，有许多困难要不断地克服和解决。但问题的核心还是脊髓损伤者自己，他们才是矛盾的主要方面，矛盾的主要方面解决好了，矛盾的次要方面就容易解决了。因此，只有脊髓损伤者自身积极主动地改变困境，很多困难和问题就容易解决，家中的矛盾也会减少许多，家就会进来阳光，就会充满正能量。我们的肢体瘫痪了，但我们的大脑是好的，我们应该善于学习，增智开慧，不但要锻炼肢体，还要培育健康有能量的大脑，以全身心康复为目标，坚持锻炼—学习—再锻炼—再学习的宗旨，练就沉稳、乐观向上的思想，做知识丰富、智慧美好人生的强者。

居家康养一定要面对现实，敢于挑战自我，树立顽强的信念，感动周围的人，并调动全家人的力量共同建设和谐美满的家，为我们提高生活质量、增添人生光彩创造条件。家是我们的充电器，家是我们的加油站。因此，我们必须在居家脊髓损伤康养方面开展一些研究和探索。通过全社会，尤其是医务人员、病友和亲属们的共同努力，我们一定能开创一条居家脊髓损伤康养的新路来。

俞天国

2023 年 9 月

前言

　　随着现代医学的不断发展，脊髓损伤的诊断和治疗技术取得了长足的进步。然而，即使经过手术和康复治疗，脊髓损伤患者仍然面临着许多挑战。其中最重要的一项就是如何在家中进行有效的康复训练，以恢复身体功能和提高生活质量。

　　本书旨在为脊髓损伤患者及其家庭提供全面的居家康复与护养基本知识。我们深知，每个脊髓损伤患者的情况都是独特的，因此本书根据不同的情况，提供个性化的康复建议和训练方法。首先，我们介绍脊髓损伤的基本知识、治疗方法以及可能的并发症。这将帮助患者和家属更好地理解疾病的本质，并得到更专业的康复指导，从而更好地应对康复过程中的挑战。其次，我们详细介绍各种居家康复训练方法和技巧。这些训练方法包括康复锻炼方法、居家康复器具的适配和无障碍设施建设和心理支持。我们将为每个训练方法提供详细的步骤和注意事项，以确保患者在进行训练时能够正确、安全地进行。最后，我们还收集到了病友们的反馈，用现实案例分享居家康复的适用性和重要性。

　　总之，对脊髓损伤者来说，这是一本看得懂、用得上的床头读物，可以帮助患者主动强化康复，促进残存神经功能恢

复，使患者更加有意义、有尊严地生活下去。这也是我们编写
本书的初衷和目的。

《脊髓损伤的居家康复与护养》编委会

2024 年 1 月

目录

第一章

脊髓损伤概论

脊椎、脊柱、脊髓具有独特的解剖和生理特性，一旦损伤会造成一些特殊的疾病，尤其是脊髓损伤可以致人终身瘫痪或终身不完全瘫痪。

第一节 脊柱的基本结构

人体背部正中有一块块像麻将牌一样的骨块，从颈部到尾部叠摞成前后四道弯曲的骨体就叫脊椎骨。脊椎骨由 26 块骨头组成，包括 7 块颈椎骨（以"C"表示）、12 块胸椎骨（以"T"表示）、5 块腰椎骨（以"L"表示），1 块骶骨（以"S"表示）和 1 块尾骨。见图 1-1。

26 块椎骨由椎体间关节、椎间盘、韧带紧密纵行连接，像人体中的一根柱子，所以就叫脊柱。它是人体躯干的中轴，上承颅骨，下连髋骨，中附肋骨，就是人们所说的人体大梁骨。它的重要性在于它不仅是人体强有力的支柱，更是人体中枢神经的所在地。脊柱中央有一个椎管，造物主巧妙地将人体最娇嫩、最易碎的组织，全身的"总电缆"——脊髓贯穿其中。由于有椎管的坚强保护，一般情况下，脊髓是不容易被伤害的。

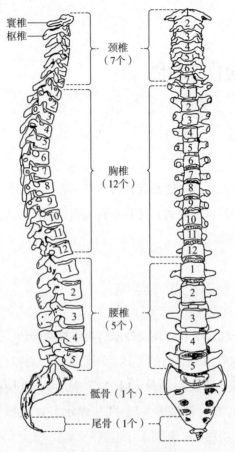

寰椎
枢椎
颈椎
（7个）

胸椎
（12个）

腰椎
（5个）

骶骨（1个）

尾骨（1个）

图 1-1 脊柱结构

　　除骶椎、尾椎融合在一起外，其余椎骨间是可以活动的。因此，人体可以进行俯曲、背伸、侧曲以及旋转运动。颈椎第5、第6节，腰椎第4、第5节活动范围较大，又由于重力的作用，这些椎体的压力也比较大，所以 C_{5-6}、$T_{12} \sim L_1$、L_{4-5} 是最容易得病和损伤的。

第二节　脊髓的结构和功能

一、脊髓的结构

脊髓位于脊柱中央的椎管内，是一种像"豆腐"一样的组织，外观呈稍扁的圆柱形，全长 40~45cm，外有硬脊膜、蛛网膜、软脊膜三层被膜，对脊髓器官有支持和保护的作用。上端在平齐枕骨大孔处与脑下部的延髓部连接，下端缩小呈圆锥形，称脊髓圆锥。成年人的脊髓圆锥末端平齐第一腰椎下缘，新生儿的脊髓圆锥末端平齐第三腰椎。由脊髓圆锥下端向下延伸为细长的终丝，止于尾骨后面的骨膜，有稳定脊髓的作用。

脊髓分为 31 节段，即脊髓颈部（C）有 8 个节段，脊髓胸部（T）有 12 个节段，脊髓腰部（L）有 5 个节段，脊髓骶部（S）有 5 个节段，尾部（CO）是 1 个节段。

每一脊髓节段向左右各发出一对神经，这就是脊神经，它分布至全身、四肢和内脏。每条脊神经的感觉神经纤维组成脊神经的后根，发出的运动纤维组成前根，前根和后根在左右椎间孔处合成一条脊神经，穿出左右椎间孔分布全身，使整个身体完全在大脑的控制之下。31 对脊神经不是在相应的椎骨位置上出椎间孔的，因为在胚胎发育的前 3 个月，脊髓与椎管是等长的，所有脊神经都平伸向外，出相应的椎间孔。但从胚胎发育的第 4 个月起，脊髓生长比椎管慢下来，而且其头端连接大脑处位置固定，结果脊髓比椎管相对缩短，所以脊髓与脊椎节不在相对应的平面上。脊髓颈部各节段与相对应的椎体位置虽大致相当，但颈部以下的脊髓节段越往下行越高于相对应的椎骨节。因此，神经根只有向下斜行才能到达相应的椎间孔，腰骶尾的前根和后根出椎间孔之前，在椎管内垂直下降在终丝的周围，依照其形状称马尾神经。成人在第 1 腰椎以下，已无脊髓。第 1 腰椎体下缘平面以下椎管内充满的是脑脊液。腰骶尾这 11 对脊神经组成的马尾神经漂浮其中。见图 1-2。所以，临床做腰椎穿刺抽取脑脊液时，成人在第 2 腰椎以下的椎间隙进行，小儿在第 3 腰椎以下的椎间隙进行，这样就不会损伤脊髓了。了解这些特点，才能对脊髓损伤瘫痪平面和部位有准确的判断，这对于指导脊髓损伤患者的康复治疗、预估康复的预后是非常重要的。

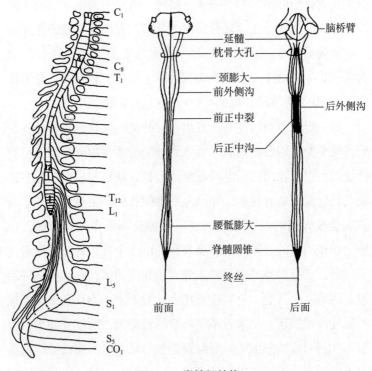

图 1-2　**脊神经结构**

脊髓的节段平面为：颈段和上胸段脊髓的节段平面为椎骨数 +1；中胸节段为椎骨数 +2；下胸段为椎骨数 +3。例如，第 8 胸椎骨折脱位时，受损伤脊髓是第 10 胸脊髓节段而不是第 8 胸脊髓节段；腰脊髓节段位于胸 10～12 胸椎位置；骶髓节段位于胸 12～腰 1 椎骨平面；第 2 腰椎以下为马尾神经。所以，第 2 腰椎以下的椎骨骨折、脱位，一般不容易因完全性损伤脊髓而发生完全性瘫痪的。

二、脊髓的传导功能

1. 正常的脊髓传导功能

大脑是人体的神经中枢，也是机体的指挥中心、总司令部。脊髓像个二级中枢，椎管又像一个网络通道，脊髓神经在这里互相交换各种复杂的信号，传递给大脑，起上通下达的作用。感觉神经接受刺激传到脊髓，交换神经元，顺着脊髓上达到大脑，大脑再将感觉神经传来的信息整合，通过运动中枢发出指令传到脊髓，脊髓再整合协调发布给相应的脊神经，最后到达对应的器官、组织，产生各种活动。另外，除了头面部，全身的深感觉、浅感觉和大部分内脏感觉也是通过脊髓这个"通道"传递给大脑的。

2. 异常的脊髓传导功能

脊髓传导功能异常多发生在脊柱骨折、椎体脱位、脊髓损伤的情况下。容易出现在脊椎骨活动度较大和负荷大的胸腰段，其次是颈椎下端，其他部位比较少见。颈段的椎管比较狭小，脊髓没有多余的空间缓冲，尤其是下颈段，椎管壁与脊髓之间仅 1mm 的间隙。因此，这段脊柱外伤最容易引起脊髓损伤，甚至可能引发完全性脊髓损伤，从而导致肢体的完全性瘫痪。胸段脊柱由于有肋骨和骨性胸廓的支撑保护，受损伤相对较少。

一旦脊髓损伤，周身的感觉不能上传给大脑，损伤以下的躯体就丧失了知觉；同时大脑下达的指令也不能下传到周身，躯体就丧失了运动功能，出现瘫痪。根据损伤的部位不同，可出现单瘫、偏瘫、截瘫、四肢瘫等，危险最大的是上颈段损伤造成的四肢瘫痪。由于第4颈脊髓节段以上脊髓受到损害，支配膈肌的神经（第4对脊髓神经）会麻痹瘫痪，这时候全部呼吸肌都丧失了运动能力。如果没有机械人工呼吸的支持，就会危及生命。

三、脊髓的反射功能

脊髓不仅具有传导功能，还有许多反射功能。当身体四肢，或躯干受到某种刺激，会出现不随人的意志而进行的活动，叫反射，也称为脊髓反射。这些反射功能又分为躯体反射与内脏反射。躯体反射，如膝反射；内脏反射，如排尿、排便等。反射功能可保持人体的肌张力，维持机体的平衡，使动作协调、精准。反射功能是在机体受侵害时，肌肉迅速收缩，从而保护人体的本能反应。例如，当人的手脚突然碰到过冷或过热的物体时，会迅速回缩，这就是反射功能的体现。

第三节　脊髓损伤的原因

一、外伤

外伤性脊髓损伤，绝大多数伴有脊柱损伤。和平年代脊柱、脊髓损伤，大多是交通事故、高处坠落、头部仆地，或过重的负荷因素使脊柱部发生过度伸展、屈曲或扭转造成脊椎骨折、脱位，导致椎管内的脊髓受到挤压、挫裂，甚至横断。

外伤是脊髓损伤的主要原因，其中交通事故占50%左右，其次是高处坠落伤、运动损伤，如跳高、体操以及重物伤。

二、疾病

因脊椎、脊柱、脊髓疾病造成脊髓损伤的主要有以下几个方面：

1. 脊柱骨结构病变。如椎间盘突出、椎体后缘骨赘、韧带骨化。

2. 感染。常见的有脊髓炎、脊柱结核、病毒感染等。

3. 肿瘤。原发性肿瘤（直接产生的肿瘤）和继发性肿瘤（转移至脊髓的肿瘤）。

4. 放射性损伤。如头颈部、胸部、背部放射治疗的并发症。

5. 电击伤。

6. 医源性损伤。在脊髓附近进行治疗时造成的损伤。一般经过积极治疗，效果良好。

三、先天性病变

先天性脊髓病变，主要有脊柱裂（开放性或隐性）、脊膜膨出、脊髓栓系综合征、脊髓血管畸形等。

第四节　脊髓损伤神经功能分类标准

脊髓损伤后神经传导功能传导异常，主要表现为脊髓损伤节段以下相应的感觉、运动功能缺失，以及膀胱、直肠功能障碍。要想让这些残存功能得到最大限度的康复，首先要对脊髓损伤后异常神经功能和脊髓损伤程度进行评估。目前国际上公认的脊椎损伤神经功能分类标准是由美国脊髓损伤协会（ASIA）制定的。该标准在 2011 年进行了修订，其主要内容如下。

1. **损伤水平**

脊髓损伤后，保持正常感觉功能（包括痛觉、触觉）和运动功能的最低脊髓节段，左右两侧可以不同。

2. **感觉评分**

脊髓损伤后，身体皮肤的痛觉和触觉功能在最低脊髓节段的评分。正常各评 2 分，痛觉和触觉功能异常各评 1 分，痛觉和触觉功能消失均评 0 分。每一脊髓节段一侧正常的评分为 4 分。ASIA 标准确定人体左右两侧各有 28 个感觉位点。所以，两侧正常感觉功能总评分为 224 分。

3. **运动评分**

脊髓损伤后，保持正常运动功能（肌力 3 级以上）的最低脊髓节段，左右两侧可以不同。正常肌力分为 V 级。I 级：可见肌肉收缩，但无肢体运动；Ⅱ级：有肢体运动，但不能克服地心引力；Ⅲ级：能克服地心引力，可做主动运动；Ⅳ级：能做抵抗阻力运动；Ⅴ级：正常肌力。

ASIA 标准确定人体左右各有 10 组关键肌（上肢 4 组、下肢 6 组）。每组肌力Ⅴ级评 5 分，Ⅳ级评 4 分，Ⅲ级评 3 分，Ⅱ级评 2 分，Ⅰ级评 1 分，10 组肌力正常评 50 分，两侧运动功能正常，总评分 100 分。

4. 脊髓损伤的分级

ASIA 标准依据脊髓骶段鞍区（会阴部，由第 4、第 5 对骶神经支配）的感觉和运动功能（包括肛门周围皮肤的感觉及肛门指诊深感觉，了解内、外括约肌的收缩状况）的存留情况，确定是完全性脊髓损伤还是不完全性脊髓损伤。这是区别完全性脊髓损伤与不完全性脊髓损伤的重要指标。因此，脊髓损伤患者必须通过检查鞍区和肛门、直肠的感觉、运动功能，才能确定损伤程度。

ASIA 将肾髓损伤分为 A、B、C、D、E 五级。

A 级：完全性损伤（完全性瘫痪）。在脊椎损伤平面以下包括骶段（$S_4 \sim S_5$）无任何感觉，无运动功能保留。

B 级：不完全性损伤（不完全瘫痪）。在脊椎损伤神经平面以下骶段（$S_4 \sim S_5$）存在感觉功能，但无运动功能。

C 级：不完全性损伤（不完全性瘫痪）。在脊椎损伤神经平面以下存在着感觉和运动功能，但大部分关键肌的肌力在 3 级以下。

D 级：不完全性损伤（不完全性瘫痪）。脊椎损伤神经平面以下存在感觉和运动功能，而且大部分关键肌的肌力等于或大于 3 级。

E 级：感觉和运动功能正常。

第五节　脊髓损伤的预防

不完全性脊髓损伤造成的肢体不完全性瘫痪，本来还残留部分神经功能，但由于急救搬运、治疗失误，使脊柱继发性损伤加重，甚至脊髓横断，造成脊髓完全性损伤，使肢体完全瘫痪。由于残留的神经功能尽失，从而失去了较好的康复机会。

因此，掌握正确的脊柱、脊髓损伤的紧急处置方法，积极开展早期的急救、康复强化，对于预防和降低完全性瘫痪的发生具有重要意义。向高风险人群宣传、普及这方面的知识，将避免相当一部分伤者和家庭陷入深深的困境。

防止脊髓继发性损害的措施，应从受伤后急救、搬动、转运的那一刻起开始同步实施，以预防和减少脊髓继发性损害；预防功能丧失和各种并发症；应用各种方法（医学的、工程的、教育的）最大限度地降低完全性瘫痪的发生；利用神经残存功能尽可能地在较短的时间内使患者向自理和创造性的生活迈进，为重返社会、实现身心全面康复奠定基础。

脊髓损伤的预防全过程分为三个阶段，这三个阶段只是一个相对的过程，分阶段讲述的目的是为了更好地预防脊髓损伤后瘫痪的发生和发展。

一、预防残损阶段

一级预防。主要是指采取必要的措施，防止脊髓继发性损伤的发生。在院前急救、院后急救及检查治疗过程中，应防止搬运时的脊髓再损伤。在脊柱脊髓损伤患者的抢救中，不得当的搬运会使完全性脊髓损伤在脊髓损伤中的比率上升到70%以上。所以临床医生以及救护人员应当牢记正确的脊柱损伤患者的搬运。首先，让患者仰卧在硬板上，如果颈部受伤，头部两侧用枕头等东西夹持住，保证颈部不旋转扭曲。搬运时，颈部、躯干、双下肢在伸直位，翻身时几个人同时、同侧、同步翻动头部、肩部、髋部，不可使脊柱纵轴折叠、扭曲，造成脊柱、脊髓再损伤。切记，预防完全性脊髓损伤的发生比治疗脊髓损伤更重要，我们必须避免在急救搬运过程中发生脊髓的再损伤。

二、预防残能阶段

二级预防。主要是指脊髓损伤发生后，在抢救患者生命的同时尽早采取以下措施：①药物治疗，例如8小时内大剂量甲基强的松龙和单唾液酸四己糖神经节苷脂钠的强化治疗。②正确的选择手术治疗，包括脊髓减压。目的是保护好脊髓，防止脊髓的再度损伤，避免脊神经功能障碍程度加重，为脊神经功能的恢复创造条件。③预防各种并发症的发生，积极开展早期康复活动，最大限度地利用所有残存功能（如通过膀胱训练，建立反射性排尿），防止和减轻瘫痪的发生。

必须提示：如果手术的适应证、手术方式的选择，以及手术操作不当都可能导致瘫痪加重，甚至完全瘫痪的发生。

三、预防残障阶段

三级预防。在脊髓损伤造成不同程度瘫痪后，抓紧时间及早地运用医学、教育、工程、心理等相关知识制定全面的康复方案。调动一切积极因素，最大限度地利用所有残存功能，适当地改造外在生活条件，比如康复辅具使用、居住环境的改造等，以便患者尽可能在最短时间内得到全面的全身心康复。

第二章

脊髓损伤的治疗

第一节 脊髓损伤的西医治疗

一、及时的外科治疗

对于脊髓损伤较为严重的患者，西医通常会选择手术来修复受损的神经组织。手术可以帮助患者恢复脊髓的完整性，减轻压迫，从而改善患者的运动和感觉功能。

二、适当的药物治疗

药物可以控制疼痛和炎症反应。如果出现明显的疼痛症状，可以在医生的指导下服用止痛类的药物进行治疗，比如布洛芬缓释胶囊、双氯芬酸钠缓释片等。同时，患者也可以遵医嘱服用营养神经类的药物进行辅助治疗，比如甲钴胺分散片、维生素 B_1 片等。

三、康复治疗

制定有目标的康复计划，实施适配的康复工程，一些发达国家在这些方面已经取得了比较好的成绩。强调伤后早期（8小时以内）的手术和药物治疗，伤后 1~2 周实施强化康复训练。公认的结论是，脊髓损伤患者自主功能的恢复与住院康复时间相关。伤后康复措施实施得越早，住院的时间也越短，所获得的自主独立功能就越多，并发症也就越少。因此，脊髓损伤必须尽可能早地开展康复治疗。

脊髓损伤的前期救治，一般在临床医院，由临床医生和护士来完成。一旦病情稳定，就应尽早转入医院的康复中心（康复科），或康复医院。专门的康复医院或康复中心，一般由外科医生、神经科医生、康复医生、运动治疗师、作业治疗师、心理医生、护士以及康复工程技术人员等组成的康复治疗小组，共同协作完成患者的康复治疗。康复医院的康复治疗比普通临床医院具有很多专业优越性，因为不论脊髓损伤后导致的完全性或不完全性瘫痪，其恢复都必须依靠一定康复条件和康复程序，在必要的残障辅助用具帮助下逐步康复。一般比较正规的康复医院都具备一定的康复工程。康复工程技术人员在有关工程理论指导下，与医护人员、治疗师以及患者家属密切合作，通过各种康复手段，帮助患者最大限度地开发潜能，恢复其学习、生活、工作能力，争取早日回归社会。所以，脊髓损伤不管瘫痪程度如何，都应到比较规范的康复医院或康复中心治疗一段时间。

医务人员、患者和家属应当知道，受伤后 3 个月以内的康复治疗是很重要的。未及时告知患者进行康复治疗是一种医疗过失行为。全社会对新的康复理念要有一个深刻的认识，避免患者在临床科室长期压床，一味地打针吃药，错过康复的大好时机。

要对脊髓损伤患者和亲属从受伤开始就进行早期康复教育，使他们明白早期康复的意义和康复的全过程，为脊髓损者居家继续康复打好基础，使运动功能的损伤降低到最低程度，残存功能得以最大程度的恢复，生活质量继续进一步提高。

四、干细胞移植

完全性脊髓损伤（脊髓横断性损伤）导致的肢体完全性瘫痪的康复目前仍然困难重重，因为脊髓完全断裂后，会造成断端瘤样增生。神经纤维组织不像肌肉、骨头、血管等组织断裂那样，很快形成侧支循环，可以新生重塑。脊髓一旦完全断裂，修复的希望就目前的科技水平还很渺茫。脊髓损伤要从根本上修复，目前期望于脊髓移植、干细胞移植、胚胎移植和肌膜管移植等，但这些都尚在研究探索中。干细胞移植是急性脊髓损伤治疗的研究热点，其中骨髓间充质干细胞在临床上研究较为普遍。

第二节 脊神经根电刺激

脊神经根电刺激是一种治疗脊髓损伤的方法，它是利用电流来刺激受损的脊髓段上的脊神经根，从而促进神经的传导功能。通过持续的多频率的电流刺激，可以激活从脊髓到运动终板的神经通路，从而在某一时刻引起肌肉收缩，恢复一定的运动能力。

脊神经根的体表位置大约在相应的棘突中点外侧 3 ~ 3.5cm，两横突之间，深度 1.5 ~ 2cm。这是正常成人的尺寸，个体的尺寸则不尽相同，应依据每个人的具体状况来测量判断。

脊神经根电刺激一般选用电针治疗仪和 2～2.5 寸毫针即可。电针治疗仪有阴阳两极 4 组导线，脊神经根针连接阳极；肢体穴位针连接阴极，穴位一般选择四肢的关键肌，以关键肌的起始段为宜，以斜刺、横刺为好。

选择好脊神经根进针点，垂直刺入。针柄与治疗仪导线阳极连接，相应肢体穴位上的毫针针柄导线与阴极连接。每组（根）通电后跳动明显的是阳极，不跳动的是阴极。

针刺得气后，由小到大逐步调节连接每根导线的调节钮，直至患者感觉跳动明显，能耐受为度。每 10 分钟调换 1 次频率，持续 30～60 分钟，早晚各 1 次。

神经根电刺激要请有经验的针灸医师、治疗师，尽量请到家里。否则，只有到有条件的医院或诊所去进行神经根电刺激治疗。如能配合关键肌点力量训练，以及按摩师相应的肌群按摩或点穴治疗，对运动终板的刺激更有意义。

第三节　脊髓损伤的中医治疗

一、病因病机

脊髓损伤，中医古籍中并没有明确的记载，从本病的临床症状来说，可以归属于中医学"痿证""瘫痪""体堕"等范畴。中医学认为，本病病位在督脉，与肺、肝、脾、肾等脏密切相关。《灵枢·寒热病》曰："身有所伤……若有所堕坠，四肢懈惰不收，名曰体惰。"《杂病源流犀烛》谓："脊痛，督脉病也。""脊以髓满为正，房欲过度，脊髓空则痛，宜补肾，宜六味丸。""背伛偻，年老伛偻者甚多，皆督脉虚而精髓不充之故，此当用补肾益髓之剂。"《医宗金鉴·正骨心法要旨》曰："伤损腰痛，脊痛之证，或因坠堕，或因打扑，瘀血留于太阳经中所致。"

本病病机主要是督脉、肾经等经脉受损，导致脏腑、气血功能失常而出现一系列临床症状。脊髓损伤直接导致督脉受损，以致肾精亏虚、肾阳虚损。肾主骨生髓，精亏则无以生髓充养于骨，故不能立。肾阳虚，则四肢不得温养而瘫痪。肾开窍于二阴，且主司二便，肾阳虚则肾气化功能失司，致二便潴留，甚则大小便失禁。肾藏精，主生殖，肾阳虚则性功能障碍。本病早期多以邪实、瘀阻为主，终期表现为本虚标实，以瘀血、痰浊阻滞为标，肝肾亏虚为本。久病则表现为气血亏虚、肝肾不足、气虚血瘀等肌肉筋骨失养的状态。脊髓损伤的中医康复主要以中药、针灸、推拿、药浴、传统体育等为治疗康复手段，以提高患者日常生活活动能力，减少并发症，提高生活质量。

脊髓损伤是由各种原因引起的脊髓结构、功能的损害，造成损伤水平以下的运动、感觉、自主神经功能障碍。我国脊髓损伤的主要原因为高空坠落、交通事故、运动损伤等。近年来，由于外伤事故的增多，脊髓损伤的患者越来越多。根据脊髓损伤的节段不同，其临床表现也不同。脊髓损伤在颈膨大处及其以上时，会造成上肢、躯干、下肢瘫痪，以及盆腔器官功能的损害；脊髓损伤在胸段及腰膨大处时，会造成躯干、下肢瘫痪，以及盆腔器官功能的损害。脊髓损伤的主要临床特征是脊髓休克、运动和感觉障碍、体温控制障碍、痉挛、排便功能障碍、性功能障碍等。不完全脊髓损伤具有特殊的临床表现，主要有中央束综合征、半切综合征、前束综合征、后束综合征、圆锥综合征和马尾综合征。

二、临床分型

脊髓损伤患者证型的确立主要依据其临床表现，综合四诊信息，运用八纲辨证等方法，从其病证特点及伴随症状来确定证型，通常分为以下三型。

1. 瘀血阻滞，经络不通

双下肢或四肢痿废无力，脊背处痛处固定，痛如针刺，脊柱两侧肌肉板硬，俯仰转侧时疼痛加重，肢体酸麻或刺痛，唇甲发绀，肌肤甲错，舌质暗有瘀斑，苔薄白或白腻，脉涩。

2. 督伤络阻，脾肾阳虚

双下肢或四肢痿废无力，食少纳呆，腹胀便溏，腹中冷痛，面色苍白无华或晦暗，肌肉消瘦，神疲乏力，畏寒肢冷或肢肿，腰膝酸软，小便不利或见小便频数，余沥不尽，或夜尿频，舌质淡胖边有齿痕，苔白滑或薄白，脉沉细或沉弱。

3. 督伤络阻，肝肾阴虚

双下肢或四肢痿废无力，肌肉萎缩，腰脊酸软，虚烦夜卧不安，心烦口干，大便干燥，或伴头昏眩晕，四肢麻木，耳鸣健忘，遗精早泄，或月经不调，甚至肌肤甲错，舌红苔少，脉沉细数。

三、中医治疗

中药治疗对促进机体康复具有显著作用，临床根据不同证型辨证用药，以调理脏腑，促进机体整体康复。

1. 瘀血阻滞，经络不通

治以活血化瘀，理气通络。方选桃红四物汤加减。药用桃仁、红花、当归、赤芍、川芎、生地黄等。中成药可选用血府逐瘀颗粒、七厘散等。

2. 督伤络阻，脾肾阳虚

治以健脾益气，补肾通督。方选参苓白术散合肾气丸加减。药用人参、白术、山药、扁豆、茯苓、薏苡仁、陈皮、砂仁、熟地黄、山药、山茱萸、牡丹皮、泽泻、茯苓、肉桂、附子等。中成药可选用济生肾气丸、金匮肾气丸等。

3. 督伤络阻，肝肾阴虚

治以滋养肝肾，养阴填精。方选六味地黄丸加减。药用熟地黄、山药、山茱萸、牡丹皮、泽泻、茯苓、枸杞子、菟丝子、牛膝、杜仲等。若久病阴损及阳，症见怕冷、阳痿、小便清长、舌淡、脉沉细无力，可加补骨脂、肉桂、附子、肉苁蓉、巴戟天等温肾壮阳药。中成药可选用杞菊地黄丸、二至丸等。

因本病病程长，除以上常见的三型外，临床多有变证，可根据具体病情辨证施治。

四、针灸治疗

针灸治疗是脊髓损伤的主要治疗方法之一，对改善脊髓损伤患者的膀胱功能，减轻肌肉损伤、神经痛及运动功能的恢复有促进作用。临床应根据脊髓损伤的病证特点，采取"治督"与"治痿独取阳明"相结合，并随症配穴。

1. 毫针刺法

以督脉、足阳明经脉腧穴与夹脊穴为主，根据病证配手足阳明经脉及其他经脉的腧穴。

主穴：根据脊髓损伤的节段，选取督脉的百会、风府、大椎、陶道、身柱、神道、至阳、筋缩、脊中、悬枢、命门、阳关、长强，脊髓损伤平面上下各 1~2 个棘突旁的夹脊穴 2~4 对，以及环跳、阳陵泉、足三里、三阴交、绝骨、昆仑。

随症配穴：上肢瘫者，加肩三针、曲池、手三里、内关、合谷等；排便障碍者，加天枢、支沟、照海等；排尿障碍者，加气海、中极、秩边、水道等。

2. 芒针合温针

芒针刺法属针刺的强泻法，具有祛邪外出、舒经通络的作用；温针灸属强补法，具有安神培补元气、温阳利水的作用。通过强泻之后的强补，使逼尿肌得到很好的休整，进而改善膀胱功能，是治疗排尿障碍的较佳疗法。

主穴取气海、中极、秩边透水道、足三里、三阴交、太溪、内关。针感是否能传到尿道是判断能否成功自行排尿的重要标志。

3. 电针疗法

脊髓损伤早期应采用电针对督脉及局部穴位进行电刺激，有利于脊神经细胞轴突的延伸，预防肌肉萎缩。电针疗法十分有效和安全。

主穴：选用督脉穴位，选取督脉的腰俞、阳关、命门、悬枢、脊中、中枢、筋缩、至阳、灵台、神道、身柱、陶道、大椎等，以及棘突旁的夹脊穴。

随症配穴：上肢瘫痪，佐以扶突、曲池、内关、合谷、外关；下肢瘫痪，取委中、阳陵泉、足三里、阴陵泉、血海等。

4. 头皮针疗法

取顶颞前斜线，顶旁 1 线，顶旁 2 线。消毒后，针与头皮呈 30° 斜刺，快速刺入头皮下推进至帽状腱膜下层。进针后捻转，200次/分钟，每根针捻转1分钟，留针30分钟或数小时，其间捻转2~3次，直至出针。可在留针期间进行肢体的功能锻炼。

5. 艾灸疗法

采用温灸箱疗法。将艾灸做成小段点燃放入灸箱中，放置在腹部、腰骶部及四肢的穴位上进行熏灸。对改善脊髓损伤造成的神经源性膀胱功能效果尤其明显。

6. 并发症的针灸治疗

脊髓损伤后，脊髓细胞和组织结构水肿，甚至缺血、缺氧，出现四肢肢体功能障碍，可予针刺治疗，以激发疏调经气，扶正泄实祛邪，改善脊髓微循环，减轻组织水肿，促进神经修复再生，改善肢体功能。常用主穴有命门、身柱、膈俞、肾俞、腰阳关、大杼、华佗夹脊穴。上肢瘫者，可加肩三针、曲池、手三里、内关、外关、合谷等；下肢瘫痪，加髀关、伏兔、足三里、阳陵泉、三阴交、太溪、太冲等穴。可以在以上穴位加用电针，对其督脉及局部穴位进行电刺激，有助于脊神经细胞轴突的延伸，防止肌肉萎缩。联合督脉灸治疗，可温肾暖督，强筋健骨。

患者因脊髓损伤引起的呼吸肌麻痹，肺部气体交换能力下降，导致细菌滋生，常引发感染，重者可致呼吸衰竭。针刺常选用阳白、太阳、攒竹、下关、地仓、牵正、合谷、足三里、外关、大椎、三阴交等穴，以益气补肺、健脾安胃。可予温和灸治疗，选用膻中、气海、关元、双侧丰隆，以局部温热无灼痛、皮肤出现红晕为度。若疾病处于恢复期，正虚邪恋，则宜以雷火灸温阳散寒、扶正固本，选用太渊、气海、足三里、肺俞、膻中、关元、天枢、中脘等穴。

脊髓损伤导致尿道括约肌开启和闭关功能异常，膀胱功能障碍者，可以行针刺治疗。选用关元、中极、三阴交、阴陵泉、气海、秩边、水道等穴。可于八髎、会阳穴加用电针，可降低膀胱逼尿肌反射亢进，增加膀胱容量，有效降低并发症的发生，降低泌尿系感染的概率。亦可选用艾灸，在关元穴与气海穴施灸，关元穴是足三阴经和任脉的交汇处，同时也是三焦之气出入之处，有温肾培元功效。亦可采用针刺与艾灸结合治疗的方式，用烧山火针法，它是针灸治疗中复式补益类针法，能引阳气入体内，增加温补效果，调畅下焦，助膀胱气化。

脊髓损伤导致损伤水平以下脊髓神经功能的障碍，影响肠蠕动功能、肛门括约肌功能及反射、排便协调性等，产生神经源性肠道功能障碍，出现便秘。在针刺治疗时，多选用华佗夹脊穴、膀胱经背部第一侧线、脏腑俞穴、脏腑募穴、足三里，也可选用如大椎、命门、背俞穴、关元、中极、气海，以补肾培元、健脾益胃。对于出现大便失禁的患者，还可选用长针深刺次髎、会阳，甚至可以连接电针。另外，艾灸治疗也是一种选择，可以隔盐隔姜灸神阙和命门，从而改善康复期便秘和大便失禁等症状，有助于后期排便功能的重建。

注意：艾灸、火针治疗，一定要注意不能灼伤皮肤！

五、推拿治疗

推拿可以促进经络气血运行、降低肌张力、改善肢体功能、加快肢体功能的康复，同时也可以预防并发症的发生。具体操作可以根据不同部位采用不同的手法。

1. 背脊部推拿手法

首先从上至下揉按患者脊背部，采用平补平泻的手法；再沿督脉和两条足太阳膀胱经推拿脊背部；然后点揉督脉和足太阳膀胱经在背部的大椎、命门、肺俞、肾俞等穴位；最后采用擦法，以补法为主，从下至上以掌根按摩背脊部。

2. 四肢推拿手法

硬瘫时，采用提捏、点按、摇法等手法按摩手、足三阳经；软瘫时，采用手指点按手、足三阳经，配合四肢关节摇法。

六、传统运动疗法

在脊髓损伤后的卧床阶段即可进行床上锻炼，以上肢和腰背的肌肉锻炼为主。运动量从小到大，由弱到强。如上肢可做太极拳中的云手、倒卷肱等动作，重复练习。还可以结合气功康复，如真气运行法、内养功等。

七、情志疗法

脊髓损伤给患者精神上带来了巨大的打击，不少患者对未来的生活丧失信心，情绪低落、抑郁，有的则脾气暴躁。因此，除了日常的康复训练，调摄患者的情志十分重要。根据患者的心理适应性，给予相应的心理疏导，使患者放下思想包袱，重塑自身形象，形成新的生活方式，积极地融入社会中。

第四节　脊髓损伤的康复治疗

髓损伤的康复治疗包括急性期的康复治疗和恢复期的康复治疗。当脊髓损伤发生后，如果生命体征和病情较为平稳，应尽早进行康复治疗。

一、急性期

急性期康复是指患者脊髓损伤后，经临床抢救及对症治疗后，生命体征和病情基本平稳即可开始康复治疗。急性期康复治疗主要采取床边康复训练，包括体位摆放、体位转换、针灸、推拿、关节被动活动，以及早期坐起训练等，主要康复目标是预防可能出现的并发症，如压疮、下肢深静脉血栓形成等，防止废用综合征，为以后的康复治疗创造条件。

二、恢复期

恢复期的康复是指患者发病3~4周后，骨折部位稳定、神经损伤或压迫症状稳定、呼吸平稳后所进行的训练。恢复期康复治疗除了急性期的训练内容外，还要依据患者病情，进行肌力训练、翻身训练、坐起训练、转移训练、步行训练、日常生活活动能力训练、轮椅训练及矫形器的使用等，注意防止异常肌张力和挛缩的发生。通过训练，可以加强患者残存和已有的功能，同时还可根据患者的心理及恢复情况，进行心理治疗及职业康复训练。

第三章

脊髓损伤并发症的居家治疗

脊髓损伤并发症的危害远比感觉、运动功能的障碍严重得多，这些并发症会造成患者体质下降，给患者生活带来很多不便和痛苦，给家属和社会带来沉重的负担，甚至造成患者死亡。

第一节 上呼吸道感染

颈、胸段高位脊髓损伤者，由于呼吸肌麻痹使呼吸功能障碍，肺通气功能、排痰功能下降，肺小叶及肺泡不张，为细菌停留繁殖创造了条件。加上久病卧床，体弱，免疫力下降，容易使气管、肺泡感染，引起气管炎或肺炎。如果感染无法控制，会造成呼吸衰竭，威胁患者生命安全。所以，脊髓损伤居家患者一定要注意预防和及时治疗上呼吸道感染（鼻炎或感冒）。

皮肤潮湿或汗多时切记不要吹风受凉，一旦有流涕、打喷嚏、头痛、咳嗽等不适，要尽早服用感冒药。所有的感冒药，贵在感冒初期使用，越尽早、及时服用，效果越好。比如，在早期有些人服用 1 片阿司匹林和 1～2 片马来酸氯苯那敏片（扑尔敏）就解决问题了。

颈胸段脊髓损伤居家康养者，要常练习咳嗽，尤其是早起和晚睡前；练习深呼吸，或做呼吸操。要有良好的卫生习惯，加强口腔、鼻腔护理。按时刷牙、洗鼻，以及用 10% 浓盐水漱口，以减少上呼吸道寄生菌。

还要经常进行背部按摩、震动以及叩击胸背部与两季肋区，禁止吸烟，保持室内清洁，空气新鲜，保证充分的肺活量。

一旦疑有气管炎或肺炎的征象，要立即请有经验的医生尽快处理，尽早给予积极有效的治疗，切忌乱投医、乱买药。

第二节　膀胱功能障碍与泌尿系感染

一、膀胱功能障碍的康复治疗

管理排尿的中枢在脑（高级中枢）、骶髓（低级中枢，也可称为二级中枢）。由骶髓发出的骶 2 与骶 4 脊神经（躯体神经），是在意识支配下管理尿道括约肌舒张、收缩功能的；脑神经，如副神经、迷走神经（植物神经，也叫自主神经）是自主支配膀胱逼尿肌和括约肌舒张、收缩功能的。正常情况下，当膀胱尿液充满时，膀胱壁压力感受器受到刺激，膀胱逼尿肌开始收缩，同时膀胱括约肌也开始松弛（开放），尿液进入后尿道，刺激尿道括约肌，此时的尿道括约肌是受意识支配的，其开放不开放是在合适的环境下由人的意识来决定的。

通俗地讲，尿液排出要经过两道阀门，第一道阀门，在膀胱出口，是自动的，由膀胱逼尿肌与膀胱括约肌管理它的开放和关闭；第二道阀门，在后尿道球部，是脑通过脊神经由意识控制尿道括约肌的开放和关闭。正常人膀胱尿液充满时刺激膀胱壁自主神经，自动地引起神经反射，第一道阀门（自动的）开放，尿液进入后尿道又刺激了尿道括约肌，使大脑 –

脊髓 – 尿道括约肌效应器兴奋，如果环境合适尿道括约肌就开放（排尿），如果环境不合适尿道括约肌就收缩（憋尿），这个过程是受人的意识支配的。两个阀门的开放与关闭的过程是相反的。所以，它们的动作协调的好不好，直接影响排尿功能顺畅不顺畅。脊髓损伤后，由于骶神经与脑的联系中断，使尿道括约肌（第二道阀门）开启与关闭功能障碍，造成了尿失禁或者尿闭。所以，要充分利用低级中枢的自主反射功能，积极训练、培养膀胱的自主管控能力。

多少年来，对于膀胱功能障碍的康复，大家都在留置导尿、间歇导尿、膀胱造瘘上兜圈子。也有人通过神经移位、括约肌松解等外科手术改善膀胱功能。但我觉得，首先，应该结合病情和患者的实际情况来选择最适合的方法恢复膀胱功能。其次，要配合使用可以调节逼尿肌、括约肌的药物。如果通过综合治疗，逼尿肌、括约肌功能协调平衡了，就有可能形成自主排尿，这就是治疗的终极目的。但一定要个体化、人性化，以人为本。选择康复治疗手段时，不但要考虑到在医院的康复，还应想到居家康复合适不合适。

莨菪类药物能使膀胱逼尿肌松弛、括约肌收缩，增加膀胱储尿能力。如果再配合膀胱按摩、针灸、骶神经电刺激，以及24 小时出入水量管理，定时排尿管理等手段，就容易形成自主排尿。这个方法尤其适合下胸段以下的脊髓损伤。这种多方配合的康复训练，对膀胱功能障碍者来说，是很容易获得成功的。

莨菪类药还可以进行椎管内介入治疗。可以通过硬脊膜外腔滴注莨菪类药物，以及适量的甲基强的松龙、神经高营养液（单唾液酸四己糖神经节苷脂，GM-1），促使椎管内神经组织粘连松解，减轻神经细胞水肿，促进神经组织、细胞修复、重塑。

通过硬脊膜外腔置管，或者骶管穿刺，向椎管内硬脊膜外腔滴注神经生长因子、神经营养素以及类固醇类药物，每日1次或隔日1次，对促进神经功能的恢复有很好的作用。对腰骶段脊髓损伤的患者，采用骶管内滴注上述药物和莨菪类药物，简便易行，而且对膀胱功能失调、尿失禁有很好疗效。

莨菪类药物是M胆碱能受体阻断剂，有助于膀胱括约肌的收缩，同时使膀胱逼尿肌松弛，从而促进膀胱潴尿，有利于膀胱功能的恢复。此外，莨菪类药物还能改善微循环，有助于受损细胞的修复。与神经生长因子、神经营养素等神经营养药物配合使用时，莨菪类药物能够充分利用脊髓后根蒂细胞及脊髓血管周围神经纤维中有生机的细胞，从而带活微有生机的细胞恢复功能。

由于硬脊膜外腔和脊髓蛛网膜仅一膜之隔，用超剂量、高浓度的神经营养混合液以主动运转的方式通过压力向脊髓弥散、渗透，进而为脊髓提供营养。这种介入给药途径提高了有效药物的浓度，是口服、肌肉、静脉等其他途径给药所无法达到的效果。例如，像GM-1这种进口药物，通过静脉给药1个疗程，花费少说也需4万多元，而通过椎管内介入给药，2个疗程花费4千多元，不仅能为患者节约大量资金，而且效果非常好。

有学者通过研究指出，神经营养因子只有与神经终末的NGFR类受体结合，通过内在化内吞作用进入轴突，然后沿着神经微管逆行至身体，才能发挥生物效应。因此，通过介入治疗可以直接将药物作用于脊髓损伤部位的周围，能使神经营养因子发挥最佳效果。通过导管将神经营养液注入蛛网膜下腔是一种复杂的操作，易导致并发症且难以管理，但采用硬脊膜外腔置管注入神经高营养混合液的方法，对促进脊髓损伤的修复和神经功能的恢复来说，是一种较好的治疗手段。还有学者研究发现，类固醇类药物可以增强不同神经营养因子的表面活性。因此，在神经高营养混合液中，选择了甲基强的松龙等类固醇类药物，但剂量比伤后 8 小时内的强化治疗要小得多。通常在每日清晨八九点钟进行椎管内滴入，以尽量减少类固醇类药物的不良反应。需要注意的是，这个方法只能在居家康养期间使用，如果需要操作，应请有经验的医生严密观察。

在居家康养期间，莨菪类药物只能口服，但务必在有经验医生的不间断指导下进行。东莨菪碱片是较好的选择，但不易购得。而消旋山莨菪碱片则在医院和药店都较容易购买，但对患有青光眼、阵发性心动过速以及房室纤颤的患者来说，是禁用的。

在居家使用莨菪类药物时，患者切勿盲目自行服用。应从最小剂量（半片到 1 片）开始，逐渐递增，密切观察药物反应（如口干、眼花等不适），直至见效。通常达到最大剂量后，连续服用 15 天，然后改为最小剂量连续服用 10 天。接着，再从最小剂量开始逐渐增加，连续服用 15 天。如此循环，坚持半年到 1 年，可以获得较为稳定的效果。

此外，务必备好导尿包。对于一些敏感的患者，莨菪类药物可能导致膀胱内括约肌过度收缩，引起急性尿潴留，但只要及时导尿，问题就能迎刃而解。

二、泌尿系感染的预防

脊髓损伤后，泌尿系感染的主要原因通常是排尿不畅导致残余尿增多。此外，不洁导尿也会加重感染，尤其是女性患者更为明显。

脊髓损伤后，尿道括约肌与骶髓之间的感觉功能和运动功能受到影响，骶 4 和骶 5 脊神经麻痹，导致尿道括约肌和膀胱括约肌的舒张和收缩功能失调。这容易导致尿失禁或尿潴留，进而增加膀胱残余尿的机会。加上尿路逆行污染等因素，尿路感染的风险大大增加。

一旦出现不明原因的发热，首先应进行尿常规化验，以了解是否存在尿路感染。反复的尿路感染会对肾脏造成损害，甚至导致肾功能衰竭（尿毒症），后果不可挽回。

（一）预防尿路感染

脊髓损伤患者应提高警惕，预防尿路感染的发生。以下是一些建议。

1. 多饮水，每日饮水量应保持在 2500mL 以上，如此则排尿多，可增强对泌尿系统内不洁物和细菌的冲刷能力。

2. 定期进行尿常规化验和泌尿系 B 超检查，及时发现和处理异常问题。

3. 残余尿量监测，了解残余尿的情况。

4. 尿动力性试验。必要时到医院进行，以评估膀胱功能。

需要注意的是，残余尿检查并不复杂，只要患者自己或亲属学会一次性导尿即可。

（二）测残余尿量的方法

1. 患者在最大努力排尽尿液后，准备好消毒过的导尿包，或一次性导尿管。

2. 清洗尿道口及包皮，清洁双手，或戴无菌手套。

3. 在导尿管头端（插入尿道部位）涂抹一点润滑剂。比如消毒过的石蜡油。

4. 使用 1% 碘伏消毒尿道口。

5. 将导尿管插入尿道口。对于女性，插入深度为 3~5cm；对于男性，插入深度为 15~20cm。

6. 接收尿液，直到没有尿液排出，这个尿量即为膀胱残余尿量。

三、膀胱功能的居家管理

脊髓损伤患者在居家康养期间，膀胱功能的管理应根据伤者的病情、生活方式、作业情况以及环境现状进行个性化的调整。在有经验的医生指导下，可以合理地使用药物进行调控、潴尿、排尿锻炼，或者选择留置导尿、间歇导尿，甚至考虑膀胱造瘘等方法。

关于导尿问题。一般情况下，只要伤者能够坐起，且双手功能正常，就完全可以学会自己给自己导尿。男性更方便一些，但女性也可以做到，只需在会阴前双腿之间放一面镜子，观察尿道口。然后将导尿管插入膀胱内，学会导尿后，家庭康养变得更加便利。无论是尿路感染还是残余尿量测定的问题都可以得到解决。

总之，膀胱功能障碍的康养目标不仅是改善生活能力、提高生存质量，还包括减少泌尿系统并发症的发生。

第三节 压疮

一、压疮的预防

压疮，顾名思义，是由于皮肤和皮下组织长时间受到压迫而导致的溃疡。这种现象常见于骶尾部、双髋部、背部、双踝足跟部、双肘部等突出的骨骼部位。脊髓损伤患者由于感觉功能障碍，无法感知疼痛，也失去了对疼痛的保护性反射功能，因此容易发生压疮。

预防压疮的关键在于禁止皮肤受压。压疮是由长时间的压迫造成的，因此防压、减压和禁压是预防压疮的基本方法。虽然充气垫和气圈被广泛用作坐垫或床垫，但实际上它们并不理想。这些垫子压力分布不均匀，且不透气，患者在上面难以保持平衡，也无法轻松进行锻炼。建议使用 8~10cm 高密度的海绵垫作为床垫和坐垫。此外，现在还有透气性好的凝胶垫，不仅柔软舒适，而且易于清洗。在使用时，可以外套一个保护套，以便更换和清洗。

压疮是一种严重的皮肤问题，但通过正确的预防和护理，可以有效降低其发生的风险。以下是预防压疮的关键措施：

1. 勤翻身

至少每隔 2 小时翻身 1 次，避免长时间受压。这是预防压疮的重要措施。

2. 清洁皮肤

及时清除皮肤表面的尿液、粪便等污物，保持皮肤干燥和洁净。湿润的皮肤容易形成溃疡，导致压疮。

3. 使用海绵垫

在容易受压的部位使用不同大小和厚度的海绵垫，以减轻压力。

4. 保护皮肤

对容易受压的部位，经常擦拭爽身粉或滑石粉，并进行轻柔的按摩，促进血液循环。

5. 自我重视

关键在于要重视自己。经常提醒陪护人员做好压疮的护理，这是预防压疮发生的关键。

二、压疮的居家治疗

压疮的治疗非常重要，早发现、早处置是关键。治疗压疮的重点在于解除压迫的同时进行局部换药。治疗的目的是促进无生机组织的溶解脱落，同时促进有生机组织的生长。

对于居家康养的脊髓损伤者来说，治疗方法应该既简单实用，又能够取得可靠的效果。通过长期的实践验证，我发现，使用美宝湿润烧伤膏（MEBO）或美宝创疡贴，是 1、2 度压疮的最佳选择。对于 3 度压疮，只要使用得当，美宝湿润烧伤膏仍然能够取得良好的效果。见图 3-1 ~ 3-4。

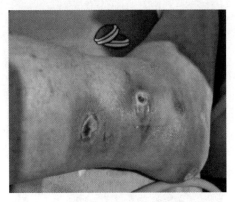

图 3-1　**踝关节治疗前**

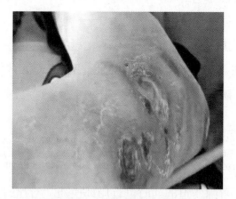

图 3-2 踝关节治疗后

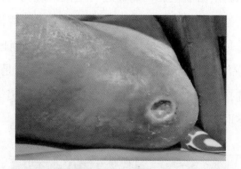

图 3-3 足跟治疗前

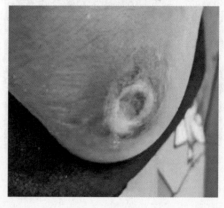

图 3-4 足跟治疗后

（一）美宝湿润烧伤膏

1. **主要作用**

（1）抗菌作用

美宝湿润烧伤膏具有阻菌、抑菌和破坏细菌生存条件的作用。通过降低细菌的毒性，帮助疮面休养生息。

（2）维持湿润环境

美宝湿润烧伤膏能够营造疮面的生理性湿润环境，隔离疮面上的细菌，促进疮面分泌物、渗出物和坏死细胞液的排出。

（3）促进细胞生长

美宝湿润烧伤膏能将疮面置于特殊的湿润环境中，持续供应细胞所需的生命物质，促进新生血管的生长。它还能激活潜在的再生细胞，促使其形成干细胞。这些干细胞通过之间连接、培植、组合成成体组织，从而完成疮面的修复和愈合。

美宝湿润烧伤膏的这些优点使其成为治疗压疮的理论基础。它不仅能溶解无生机的组织，还能促进新生的上皮组织生长，这两大优点是别的药物无法替代的。此外，由于生物细胞的生长离不开水，因此让疮面保持湿润，避免细胞脱水，有利于细胞修复和生长。美宝湿润烧伤膏可缩短疮面愈合时间，同时在疮面修复的早期和中期，可增加肉芽组织中成纤维细胞和毛细血管的数量，而在愈合晚期可减少纤维细胞和毛细血管的数量。这有助于满足功能和外观的需求，同时减少瘢痕的形成。

2. **使用方法**

（1）清洁疮面

在使用美宝湿润烧伤膏之前，根据疮面情况，用无菌生理盐水清洁疮面。如果疮面有水肿，可以用10%的盐水浸透纱布后，湿敷于疮面上，保持30分钟至1小时，待疮面平复、洁净后再使用美宝湿润烧伤膏。

（2）避免刺激性消毒剂

疮面禁用碘酊、酒精等刺激性消毒剂。

（3）清除液化物和分泌物

每次换药前，用干棉签轻轻拭干净疮面上的液化物和分泌物。

（4）处理无生机组织

对于不易溶解的疮周纤维环和干痂等无生机组织，可以用无菌剪刀剪掉，或用止血钳轻轻撕掉。

（5）换药频率

根据疮面情况，每天视需要换药1～4次。每次在疮面上涂抹美宝湿润烧伤膏，厚度约为0.1cm。

（6）深度压疮的处理

对于深度或有窦道的压疮，可以用美宝湿润烧伤膏制成纱条，松松地填塞在疮口上，然后再覆盖美宝疮疡贴。这样可以在辅料与疮口之间营造湿润环境，促进血管、纤维细胞和上皮组织的生长，改善疮缘、疮口和疮底的环境。

（7）处理不洁净或有异味的分泌物

如果疮面分泌物不洁净或有异味，可能是大肠杆菌、克雷伯菌或霉菌感染。可以简单地用庆大霉素注射液浸透纱布后湿敷疮面，或口服制霉菌素片，效果很好。待疮面洁净、无异味时，再涂抹美宝湿润烧伤膏，可以加快愈合过程。

（8）使用史赛克支架

如果需要，可以使用史赛克支架帮助翻身和换药。这种支架是离开床面悬空的人体支架，支架可以使身体360°转动，确保疮面不受压力。

3. **注意事项**

（1）辅料的选择

对辅料的要求不必太高。如果经济条件允许，最好购买医院的灭菌纱布。如果没有条件，可以使用家用高压锅消毒的医用纱布，或者使用无纺布或柔软、无色、吸水性好的旧衬衣料，经过家用高压锅消毒也可以。

（2）严重感染的处理

对于感染特别严重的患者，应在医生的指导下合理使用抗生素。

（3）过敏反应的注意

极个别人在使用美宝湿润烧伤膏一周后可能出现过敏反应，如对芝麻过敏的人。需要密切观察。

（4）经久不愈的压疮

如果压疮经久不愈，应监测血糖等指标，排除或治疗影响压疮愈合的全身性疾病。

（5）顽固压疮的处理

对于比较顽固的压疮，应前往医院，请有经验的医生进行诊治。必要时，还可以进行药敏试验或疮面组织病理切片检查。

对于1度、2度压疮，一般使用美宝湿润烧伤膏时，可以先不用抗生素。因为MEBO中含有的药物成分及特有的框架剂型创造了不利于细菌生长繁殖的环境，使一些细菌出现了形态结构及生理上的变异，从而限制了细菌的生长速度，影响了细菌的代谢合成过程。因此，MEBO本身对疮面的细菌具有抑制作用。

MEBO 能有效激活皮肤受伤后的残留组织，在原位进行激活、调控并使之成为干细胞。通过不断激活，体内原位培植与周围组织的有机链接，形成良好的顺应生理愈合，从而实现皮肤的原位再生，这也被称为皮肤原位再生技术。

（二）外科手术

对于那些特大、特深或有窦道的、感染严重、组织缺损太多的压疮，需进行外科手术治疗。建议就近找有经验的医生和医院进行手术治疗。

（三）其他支持治疗

对于脊髓损伤患者，补充脂肪、蛋白质、各种维生素和电解质等是非常重要的。如果需要，应该到医院接受输血，以改善全身状况。请注意，有些情况是必须到医院进行处理的，不可擅自处理。

第四节　痉挛瘫痪与肢体疼痛

一、痉挛的预防

神经结构的管理和感觉运动分为三个层次，从低到高依次是脊髓、脑干上下行系统和大脑皮层区。这三个系统各有其特性，但又相互联系。大脑皮层的感觉运动区不仅可以通过脑干间接兴奋脊髓的低级中枢神经，还可以直接兴奋脊髓的低级运动神经。这种串行和并行的神经联系，以及直接和间接的重复配置，对于神经系统在受损后的恢复和代偿具有重要意义。

当脊髓受损后，高级中枢（大脑皮层）与低级中枢（脊髓）的联系可能会完全或部分中断，导致高级中枢对低级中枢的控制失衡，从而出现低级中枢自主神经反射和肌肉收缩。这是由于神经结构三个层次的网络联系出现代偿，从而引发肌肉痉挛。通常在脊髓损伤后 4~6 个月出现肌肉痉挛并逐渐加重，1 年后能相对稳定下来。许多内外刺激会增加痉挛的发生，包括姿势改变、皮肤刺激、环境、温度、衣服过紧、尿路结石、压疮和情绪变化等。如果一开始就出现轻度至中度的痉挛，就应该设法制止。积极利用这种代偿性的神经反射和肌肉收缩，对轻度和中度痉挛患者在适当的时候触发痉挛，可以增强神经通路中间神经结构的整合能力，提高残存的、旁路的神经功能，引导感觉、运动功能的恢复，阻断痉挛的恶性循环。然而，对于重度痉挛，不应使用这种方法，因为它会干扰康复治疗，阻碍独立功能的恢复。

二、痉挛的治疗

1. 痉挛早期就要开始被动和主动的训练及按摩。一切操作都应从轻柔舒缓开始，根据患者的感觉循序渐进。对于重度痉挛，必须避免各种粗暴操作的刺激，以防诱发痉挛。

2. 重视意念运动。调动患者的主观能动性和意志力，集中注意力，调整呼吸，放松全身，让意念随心所欲地行走，从而强化高级和低级神经中枢的中间网络系统的整合能力。

3. 通过手法操作关键点来抑制异常的姿势反射和肌张力，引出或促进正常的肌张力、姿势反射和平衡反应。康复医生需要教会患者及其亲属和陪护人员掌握关键点的手法操作。人体的关键点包括：中部关键点，如头部、躯干、胸骨中下段；近端关键点，如上肢的肩峰、下肢的髂前上棘；远端关键点，如拇指、踇趾。见图 3–5。结合反射性抑制来抑制痉挛，阻断痉挛的恶性循环。

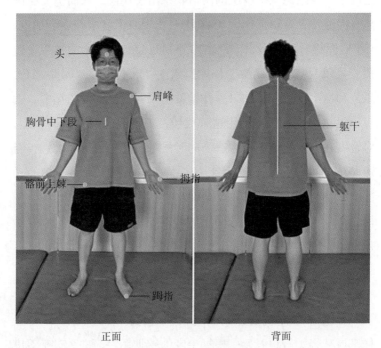

正面　　　　　　　　　　　　　背面

图 3–5　**人体关键点**

4. 每日至少进行 1 个小时的冷热水交替沐浴。主要目的是通过适应温度刺激来缓解痉挛。同时，护理人员需要对患者皮肤、肌肉进行反复的搓揉按摩，这样可增强患者皮肤、肌肉对刺激的耐受性，从而缓解痉挛。

5. 应用抗痉挛药物，其中比较好的是国产的巴氯芬（也可以鞘内使用），但使用后有些人会出现疲乏无力的症状。对于轻微的痉挛，有些人使用吲哚美辛片、钙阻滞剂维拉帕米片也能有所缓解。

6. 如果条件允许，可以去医院请有经验的医生进行 A 型肉毒素注射。

7. 如果实在无奈，还可以选择相应的脊神经后根手术等。

总之，痉挛性瘫痪的康复是比较难处理的。我们的经验是，前面 4 条很重要。患者和亲属要有耐心、有毅力，能持之以恒地坚持下去，痉挛的缓解就有希望。

痉挛性瘫痪的治疗关键，是因势利导地开展阻抗训练和提高皮肤、肌肉等对各种刺激的适应能力，并用适度的药物治疗。总之，尽早打断痉挛的恶性循环是关键。

由于感觉、运动功能障碍，尤其是不完全损伤者，很多异常感觉会伴随异常体位和动作产生肌肉痉挛。大家需要学会控制肌肉的关键点来抑制异常感觉的输入（传入），矫正异常感觉，阻断感觉和运动的恶性循环，诱导正常运动反应的输出（传出），逐渐使神经网络系统重组激活，从而改善运动能力。这个过程是漫长的，只有居家康复才能坚持下来。

其次，通过静态的调整反应和动态的平衡反应，感觉刺激，训练患者自主恢复和保持正常的姿势和体位。这种神经促进技术适合进入家庭，在家庭温馨的港湾里，患者的主观能动性得以充分发挥。在这里，强化主动康复意识是关键。

三、肢体疼痛的治疗

脊髓损伤后会出现各种各样的疼痛，足部、腿部、皮肤等部位较重。第一种是幻痛，医生称之为中枢性痛，是由于大脑疼痛中枢感觉异常所致，尤其是受伤脊髓平面内的皮肤烧灼样疼痛。第二种是一些不完全性脊髓损伤者由于关节和肌肉痉挛，脊神经根受刺激或牵拉而引起的疼痛，就像电缆被砸坏了，电路短路，如果打火就会发生着火等，引起危险。

对于发生肢体疼痛，可以采用以下方法处理：

1. 药物止痛。注意不要使用有成隐性的止痛剂，如哌替啶、吗啡等，可以交替使用几种解热镇痛药，比如复方阿司匹林片、吲哚美辛片以及其他解热镇痛片。有些解热镇痛剂，像吲哚美辛片，按生物钟给药，每日早上服用 1 次，药效就可维持 24 小时。

2. 轻柔舒缓的按摩，对缓解疼痛效果也很好。

3. 气功、转移注意力、心理暗示也起一定的作用。

4. 必要时请有经验的医生进行椎管内药物注射。

以上方法可根据实际情况选择试用，也可以几种方法联合使用，一般都能收到较好的效果。对于特别顽固的疼痛，可以到有条件的医院做脊髓丘脑束切断手术。

第五节　便秘

脊髓损伤引起的便秘是由于肠内容物在左半结肠和直肠中的传输速度变慢造成的。由于脊髓损伤后高级中枢和骶髓低级中枢的联系被中断，导致左半结肠蠕动减少，直肠的排便反射消失，粪便中水分被过度吸收，从而导致便秘。

脊髓损伤引起的便秘，治疗的关键在于促进左半结肠蠕动和训练直肠排便反射。治疗的原则是增加腹压，刺激直肠反射，以预防大便秘结。

一、便秘的预防

1. 行为管理

养成每日定时排便的习惯。每日早起餐后 20 分钟左右结肠反射最活跃，可以在这个时间固定排便。

2. 排便体位

优选的排便体位是蹲或坐。如不能蹲、坐，则采用左侧卧位较好。

3. 肌肉训练

站立和步行可减少便秘，尽量多走多站。多做腹肌训练和呼吸训练，以及提肛、缩肛、扩肛运动。

二、便秘的治疗

1. 摩腹疗法

餐后半小时进行腹部按摩。摩腹手法要持久、柔和有力、均匀。先双手相摩生热，然后摩腹。用右手手掌或四指从右下腹（阑尾部）开始，沿右腹向上横行至左上腹，沿左腹向下至左下腹，直至通向直肠部位，如此做顺时针方向揉摩约 60 次；再用同样的手法，从左下腹开始至右下腹做逆时针方向揉摩 60 次。摩腹时也可左手重叠于右手背上，双手一起摩腹，以加强推拿揉摩的力度。见图 3-6。

2. 手指刺激法

将指套涂以润滑剂，手指伸入直肠，轻柔地扩张外括约肌，同时紧贴肠壁做环形运动，每次持续 1~2 分钟，每 10 分钟 1 次，直至排气、排便，或者出现括约肌收缩。这种刺激使肛门括约肌和盆底肌收缩，可促进排便中枢反射形成。如上述方法无效，可用手法清除大便，操作应轻柔，避免损伤肛门和直肠黏膜及肛门括约肌。根据病情，必要时可用开塞露、甘油灌肠剂、肥皂水灌肠。

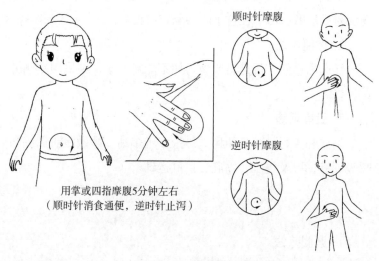

顺时针摩腹

逆时针摩腹

用掌或四指摩腹5分钟左右
（顺时针消食通便，逆时针止泻）

图 3-6　**摩腹手法**

3. 饮食管理

应进食高纤维食品，如糙米、全麦食品、蔬菜、水果等，或者常服用益生菌，保持粪便柔软。禁食刺激性食物，如辛辣、过油腻制品。

4. 药物管理

（1）口服溶剂性缓泻剂

聚乙二醇和乳果糖是比较安全的。

（2）宽中理气中药

宽中理气中药有改善肠蠕动、促进排便的作用。单一中药如番泻叶、大黄等通便效果也很好，但因含蒽醌类物质不宜常用。我们的经验是，芦荟软胶囊疗效比较好，不良反应亦少。

（3）其他

泽马可、伊托必利都是促进胃肠蠕动的药，要细心看懂说明书，小心试着用；或者请医生指导。另一种办法，就是去合适的医院，用神经营养液骶管内滴注，以调控骶神经；或做骶神经电刺激治疗，但这需要请专业医生来做。

第六节 骨质疏松

一、骨质疏松的预防

脊髓损伤患者由于活动少，晒太阳少，容易出现瘫痪区域骨骼失用而致骨质疏松、骨钙流失及尿钙增加。这些因素使骨代谢迅速发生改变，导致骨质量降低、骨结构破坏。

临床可无症状，部分患者可能出现腰背部疼痛，或病理性骨折，发生率2%~33%。骨折是骨质疏松最严重的后果。

骨质疏松的预防，包括被动活动、早期站立或行走训练、坐位平衡、主动运动、改善饮食习惯、日光照射。因此患者应该采取坐位、直立床站立及在支架帮助下行走等活动，对瘫痪区域骨骼保持应力刺激，这些方法对骨质疏松的预防效果不错。

二、骨质疏松的治疗

对于骨质疏松的治疗，传统的方法是口服或静脉补充钙剂，再加上口服或肌内注射维生素 D 制剂，但是，经过这么多年的观察研究，这种办法的效果甚微。

近些年，补充钙剂与维生素 D 的理念发生了变化，大量的研究发现，补钙与维生素 D 有两个方面的结果：①对防治骨质疏松没有明显意义；②有增加心血管疾病的风险。

新的研究还发现，维生素 K_2 在"领钙入骨"中发挥重要作用。发酵食品能解除植酸对各种维生素进入血液的阻碍，常食发酵食品，如馒头、醪糟、奶酪、纳豆等可促进肠道对维生素的吸收，尤其对维生素 K_2 的吸收帮助很大。饮食结构合理的改善，就能保持各种营养物质的平衡。

综上所述，对于骨质疏松的防治，良好的生活习惯、合理的饮食搭配至关重要。平时常食洋葱、豆腐等含钙多的食品，常晒太阳以促进维生素 D 吸收，多食发酵过的食品，这就是防治骨质疏松的"三剑客"。

第七节　自主神经反射障碍

自主神经反射障碍一般在脊髓损伤后的 6 个月左右出现。颈髓损伤发生率较高，T_6 水平以下的脊髓损伤较少见，且程度较轻。一旦脊髓损伤者出现血压升高，伴有发冷、发热、头痛、虚汗、膀胱胀满等症状，即可诊断为自主神经反射亢进。

一、自主神经反射障碍的临床表现

自主神经反射障碍主要表现是头痛，可能出现视物不清、恶心、胸痛和呼吸困难等症状。主要体征是突发性高血压，面部潮红，多汗，有时伴有皮疹。其次是脉搏缓慢或变快，体温不升、反应迟钝、定向力差等，也可表现为憋气、视物不清等。严重者可能会出现癫痫发作、心律不齐、脑出血等并发症，甚至可能危及生命。

二、自主神经反射亢进的预防

自主神经反射亢进是由脊髓损伤平面以下的有害刺激诱发的。大多数自主神经反射亢进都是由膀胱胀满，或经尿道操作引发的；也有少部分是由胃肠道的有害刺激引发，比如便秘、灌肠等不良刺激；还有一些是由脊髓损伤平面以下衣裤过紧、压疮、手术等引发的。

了解了自主神经反射亢进的诱发因素后，就可以在日常生活中进行针对性的预防，如摸索排尿规律，定时进行排尿，防止膀胱过度充盈；按时排便，防止大便过于秘结。上述检查、治疗性操作要轻柔谨慎，必要时操作前可口服或舌下含钙通道阻滞剂，也可用 α- 受体阻滞剂如酚妥拉明、酚苄明等。

三、自主神经反射亢进的治疗

一旦诊断为自主神经反射亢进，首先是解除诱因，如膀胱胀满时，立即导尿等。另外，对那些容易引起自主神经反射亢进的脊髓损伤者，要积极地降低膀胱内压力，并请有经验的医生对膀胱逼尿肌和括约肌协调能力进行评估，并进行治疗。

第八节　体位性低血压

一、体位性低血压的病因

脊髓损伤的部位越高，越无法正常控制心脏及血管的收缩与放松，从而导致心跳速度减慢、血压降低。在姿势改变时，血管无法有效地做出反射收缩的反应，因此会出现体位性低血压。最常见的原因包括动脉粥样硬化、自主神经功能紊乱、有效循环的血容量不足，也可以由疲劳、焦虑、精神紧张等因素引起。

二、体位性低血压的防治

1. 在体位变换前后，需要分别测量患者的血压，一般收缩压不低于 90mmHg。

2. 指导患者在起床时，应缓慢坐起，避免突然起身。

3. 在体位变换时，应密切观察有无体位性低血压的表现，如头晕、面色苍白、视物模糊，甚至晕厥等。如出现上述症状，应立即降低床头，做深呼吸，待症状缓解后再恢复原位。使用弹性腹带，也可以有效预防体位性低血压。

4. 对于长期卧床的患者，在准备坐到轮椅之前，请先在床上练习坐，每天 2～3 次，每次 2 个小时，持续练习 1～2 个星期后，再开始坐轮椅。在准备开始练习站的时候，一定要保证在轮椅上适应一段时间再进行下一步的活动。

5. 在饮食方面，需要注意荤素搭配，应该摄取富含蛋白质、铁、叶酸和维生素 B_{12} 的食物。

第九节 深静脉血栓

一、深静脉血栓的病因

脊髓损伤患者由于肢体瘫痪和长期卧床，血流缓慢，血液处于高凝状态，静脉内容易形成血栓。如不及时诊断和处理，将影响患者的生活质量，甚至可能并发肺栓塞等，威胁生命。深静脉血栓发病率为 12.8%～58%，常发生在脊髓损伤后 1 个月内。

二、深静脉血栓的症状和体征

深静脉血栓者会有下肢肿胀、疼痛、充血、浅静脉曲张、皮温升高等。脊髓损伤者，一旦发现肢体肿胀，甚至皮肤发红、发紫，局部深处或足背屈性疼痛等，应立即去医院请医生检查诊断。

三、深静脉血栓的预防

1. 无论在床上和轮椅上，都要在手下垫一个小枕头，这样手的位置就可以高于肘部。在卧位时，脚下垫高度约为两块砖的枕头，以确保脚高于膝盖。若有肿胀，可缓慢地活动肿胀部位。

2. 避免下肢静脉输液，不宜膝下垫枕，可每日被动活动下肢。建议双下肢进行气压治疗，促使下肢静脉血流加速，避免血液滞留。见图 3-7。

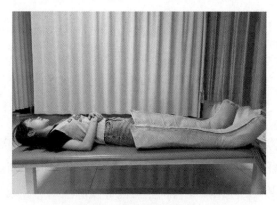

图 3-7 双下肢气压治疗

四、深静脉血栓的治疗

1. 治疗

早期治疗，可以将患肢抬高。患肢抬高 10°～15°，并进行斜床站立训练，可使截瘫的肢体血管神经舒缩功能得到恢复。病情稳定后进行患肢运动，可促进静脉血回流，消除下肢肿胀。

平卧位时，患侧下肢的股四头肌、股二头肌、腓肠肌等肌群常做主动的收缩运动，踝关节和趾关节做屈伸活动。可以做向心性推拿、按摩。由肢体远端向近心端轻柔按摩，可促进静脉血回流，消除患侧下肢肿胀。

2. 辅助用具

长期卧床、血液高凝状态的患者，应佩戴下肢弹力袜；或者使用弹性绷带。方法：先垫一层烧伤棉垫，从足背开始向腘窝、大腿根部环形缠绕绷带，缠绕时保持一定力度。

第十节　异位骨化

脊髓损伤后，少数患者会出现异位骨化的情况，即骨头在肌肉和韧带处生长。这种异位骨化通常在损伤后的 1~4 个月发生，有 16%~35% 的脊髓损伤患者会出现异位骨化，这是一种常见的并发症。

一、异位骨化的好发部位

异位骨化一般好发于髋关节，其次是膝关节、肩关节、肘关节和脊柱。

二、异位骨化的原因

目前发病原因尚不是很清楚，但有学者认为可能由于剧烈的运动损伤、血肿，或关节的过度牵拉引起的。

三、异位骨化的临床表现

一般来说，异位骨化无明显临床症状，不影响日常生活，不需要特别处理，但可能出现不明原因的低热。在损伤平面以下的关节周围，局部可能会出现红、肿、热，躯干及四肢皮下组织质地可能会变硬，关节活动因此受限等。

四、异位骨化的预防

1. 在活动关节时，应保持动作轻柔，避免对肌肉或关节软组织造成牵拉伤。

2. 在进行运动训练时，应避免造成疼痛。

五、异位骨化的治疗

1. 早期可以通过局部冰敷或理疗来减轻症状。

2. 可以通过药物治疗。药物主要作用于代谢活跃的骨骼处，可防止软组织钙化，必要时遵照医生的建议积极给予药物对症治疗。

3. 如果骨化已经发生，并且限制了关节活动，在骨化成熟后可考虑手术切除。

第十一节　消化系统并发症

一、并发症的症状

消化道常见的症状包括便秘、大便失禁、肠胀气和肠梗阻等。在休克期（3~6周），大便失禁的情况较为多见。

二、并发症的原因

由于缺乏胃结肠反射、结肠顺应性降低、餐后结肠运动和电活动不增加、直肠的排便反射消失等因素，导致并发症的发生。

三、并发症的预防

促进肠蠕动、训练排便反射，通过中医按摩等方法预防并发症的发生。

四、并发症的治疗

每天坐位训练腹肌，以增加腹压；适当刺激肛门（通过药物或手法）；改善饮食结构；进行药物灌肠，以及针灸等。

第十二节　体温调节障碍

有些脊髓损伤患者可能会出现体温调节障碍，这主要是由于交感神经损伤导致排汗功能障碍，从而引发高热，尤其是胸髓第8节以上的脊髓损伤者。他们常常无法正常调节体温，无法使体温维持恒定，因此会出现体温变化的现象。

对于这种情况，一般的退热药效果甚微。有效的解决方法包括降低室温，增加饮水，排气，排尿，排便，冷水灌肠，以及通过皮肤冷敷、擦浴等方法来降低体温。对于排便，如果需要，可以用泻药清理肠道，我们的经验是番泻叶泡水喝效果最好，但需要注意掌握剂量。一般早晨空腹饮用番泻叶大约10g，泡水200~300mL，一般8小时左右就能排便。

此外，还需要注意排除压疮感染、尿路感染、肺部感染等感染性并发症，才可以确定为体温调节功能障碍。

第十三节　水肿

一、原因

水肿的发生一般是由于血液运行的功能减退、肌肉张力降低，以及肌肉瘫痪无主动收缩等因素引起。

二、好发部位

水肿好发于上下肢小关节。①上肢：常见部位包括手指间关节、掌指关节和腕关节。②下肢：常见部位包括足的小关节、踝关节。水肿常会造成关节挛缩，尤其是掌指关节、指间关节更为明显。

三、水肿的防治

1. 促进静脉回流

可通过抬高患者肢体、电刺激瘫痪肌肉、使用弹力袜或手套，以及充气压力治疗等方法来促进静脉回流，消除水肿。

2. 关节被动运动

在进行关节被动运动时，动作要轻柔，以免损伤关节，加重挛缩。具体操作见图3-8。

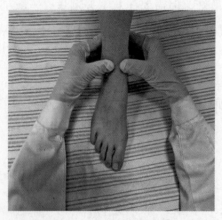

图 3-8 踝关节被动活动

第十四节　其他并发症

一、性功能障碍

男性高位截瘫患者脊髓损伤后可能会出现阴茎异常勃起，这种情况可持续几小时或几天。随后，在 SCI 休克期，所有功能消失。之后，性功能的恢复程度取决于损伤水平和损伤程度。局部刺激可引起阴茎勃起，但性交时可能没有感觉。在低于骶髓反射中枢的脊髓损伤时，如果交感神经通路未受累，阴茎不仅会有反射性勃起，还可能会发生精神性勃起，有时勃起会伴有射精。但只有当膀胱内括约肌相应地收缩时，精液才会通过尿道排出，否则会反流至膀胱。在 $T_{12} \sim L_1$ 以下的完全性损伤中，反射性射精是很少见的。

对于不完全性脊髓损伤患者，其性功能因损伤程度的不同而有很大差异，阴茎出现任何形式的感觉都提示将来有性交的潜能，但也可能存在与肌肉和运动器官的能力有关的问题。

大多数完全性或不完全性 SCI 女性患者，如果没有服用避孕药，那么在 SCI 后都可能会出现月经紊乱。除了生殖器官可能没有感觉外，SCI 的女性患者的性功能通常不会受伤害。四肢瘫或截瘫患者均能正常怀孕并能生下正常婴儿，她们的子宫收缩是正常的。由于感觉丧失，T_{10} 以上的 SCI 在分娩时可能没有疼痛，有些患者可能意识不到分娩已经开始，甚至可能在睡眠中发生分娩。因此，对于 SCI 的孕妇，需要加强监护，并在预产期前尽早住院。

二、肥胖

脊髓损伤患者因活动受限，运动量通常不足。如果饮食不加以节制，患者往往常会超重，从而导致肥胖。肥胖会增加心脏负担，增加心血管病变的发生率，并使作业训练的转位变得更加困难。因此，脊髓损伤患者应注意控制体重，保持饮食的均衡和适量，尤其重要的是，能动的肢体要持之以恒地进行运动。

第四章

脊髓损伤患者的居家康养及锻炼

脊髓损伤瘫痪患者的被动或主动运动锻炼是必不可少的，这是遵循"用进废退"的生物科学原则。脊髓损伤患者在居家康养过程中需要积极主动地活动，通过刻苦努力的锻炼，坚定生活信念，提高生活质量。

第一节　康复功能的评定

一、功能独立性评定（FIM）标准

为了全面描述脊髓损伤对个体的影响并评估治疗效果，必须有一套评定生活独立性功能的标准。美国广泛应用的功能独立性评定（FIM）标准，就是一个客观、全面反映脊髓损伤瘫痪者的日常生活能力的指标。这个评定独立性功能指标分为自理性活动、括约肌控制、转移、行进、交流、社会认知六6个方面。每个方面要评价两个或两个以上的活动项目，每项按功能独立性评定分为7级。

7级：完全独立。生活能在规定的时间内安全规范地完成，不用辅助设施及帮助，且无需矫正。

6级：独立性减弱。活动不能在规定的时间内安全完成，

需用辅助器具才能独立完成。

5级：监护或示范。不需体力帮助，但需要提示、指导及示范。

4级：最低限度帮助。限于辅助，患者在活动中用力程度大于75%。

3级：中等帮助。患者在活动中主动用力程度为50%～75%。

2级：最大帮助。患者在活动中主动用力程度25%～50%。

1级：完全依赖。患者活动量主动用力在25%以下。

除生活独立性功能评定外，还有关节活动度、坐位或站立平衡、呼吸功能评定等。还应对不利于康复的因素进行评估，如四肢骨折、压疮、脊柱不稳定等，以制定针对性措施，利于开展早期康复。

二、康复治疗的目标

康复治疗的目的在于最大限度地利用所有残存功能，包括正常情况下未被利用的反射功能，以便尽可能地在较短时间内使患者重新开始自理性的、创造性的生活，全面康复，重返社会。全面康复并不意味着完美无缺，而是在心理健康基础上使肢体残存功能最大发挥作用。脊髓损伤瘫痪的平面和程度决定了其功能恢复只能达到一定的康复目标。脊髓损伤瘫痪康复目标的制定主要依据康复评定结果，见表4-1。

表4-1　**脊髓损伤水平与基本康复目标**

损伤水平	运动能力	康复目标	辅助用具
C_3		完全靠人帮助	人工呼吸机
C_4	膈肌呼吸、颈的固定和旋转	几乎靠人帮助达到自助用具吃饭	长靠背电动转椅、支撑支具

损伤水平	运动能力	康复目标	辅助用具
C_6	肩关节屈伸内收、外展肘关节屈曲、腕关节背伸	**ALD**：自立、床上翻身起坐、更衣、驱动轮椅、使用电话、电动打字机	多种自助用具
C_7	肩关节屈伸内收外展、肘关节伸展、屈腕、掌指关节伸展	**ALD**：自立、翻身起坐、支撑、驱动和向轮椅便器移动	手动轮椅、多种自助具、残疾人汽车
$C_8 \sim T_1$	上部躯干肌、肋间肌、掌指关节、指间关节的屈伸，手指内收及外展	**ALD**：自立、支撑、使用下肢支具或双拐行走、操纵轮椅、旁人辅助下驾驶汽车	下肢支具、轮椅双拐、残疾人专用汽车
T_1、T_2	上部躯干肌、肋间肌、屈指肌群、手内在肌	同上不需要旁人帮助	同上
T_6	上部躯干肌、肋间肌、背肌	同上用长下肢支具持双拐行走，上下台阶困难	同上
T_{12}	躯干肌、肋间肌、腹肌	呼吸正常，躯干平衡好，用下肢支具持双拐可以大步行走，有的可上下楼，驾驶汽车	同上
L_1	腰方肌骨盆上提	用长下肢支具可四点步行	同上
L_2	髋关节屈曲、内收髂腰肌	可与健康人共同生活，用实用性支具行走	同上
L_3	膝关节伸展	同上	同上，可用短下肢支具
L_4	股四头肌、胫前肌、伸膝、踝背伸内翻	用短下肢支具，行走不一定用轮椅，家庭内完全自立	同上

续表

损伤水平	运动能力	康复目标	辅助用具
S_1	长短腓骨肌、足外翻、屈趾	同上	同上

注：C 表示颈椎，C_5 表示第 5 颈脊髓神经；T 表示胸椎，T_5 表示第 5 胸脊髓神经；L 表示腰椎；S 表示骶椎；ADL 表示日常生活动作。

三、康复计划

脊髓损伤瘫痪患者，根据康复评定制定康复目标后，应参考患者全身各方面的情况，如年龄、受伤时间、脊柱稳定程度、有无复合伤和并发症等，以及预计康复住院时间，制定康复计划。康复计划包括运动功能康复治疗、传统康复治疗、作业治疗、心理学治疗、药物治疗以及支具等辅助用具的装配等。康复计划按一定的流程进行，循序渐进，每个康复阶段都有预定的康复小目标，因人而异，灵活地实施各种康复措施。

脊髓损伤瘫痪的康复流程只是一个大体原则，不能机械地死搬硬套，而要灵活、可靠、可能得到的、不拘一格的确保质量去操作。

第二节　运动功能的锻炼

一、卧床期

（一）训练目标

1. 保持正确体位，以预防压疮。

2. 加强呼吸训练，以预防肺部、尿路感染。

3. 肢体被动活动，以预防关节挛缩和肌肉萎缩。

（二）主动运动训练

1. 仰卧位肢体摆放

（1）上肢摆放体位

肩下垫枕，确保双肩不至后缩。双上肢放在身体两侧的枕头上，使肘关节呈伸展位，腕关节背伸约45°，以保持功能位。手指自然屈曲，避免过度伸展。对颈髓损伤者可以拧一条毛巾卷，将毛巾卷垫在手下，以防止形成功能丧失的"猿手"。

（2）下肢摆放体位

髋关节伸展，在两腿之间放1~2个枕头，以保持髋关节轻度外展，但要防止过度外展。双足足底抵住足板使踝关节背屈，足跟放一垫圈以防止压疮，足趾朝上。见图4-1。

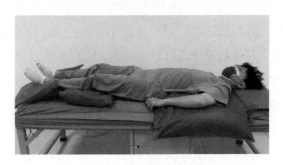

图 4-1 **仰卧位肢体摆放**

2. 侧卧位肢体摆放

（1）上肢摆放体位

双肩均向前伸，呈屈曲位。一侧肩胛骨着床，肘关节屈曲，前臂旋后，上方的前臂放在胸前的枕头上。腕关节自然伸展，手指自然屈曲。躯干后部放一个枕头给予支持。

（2）下肢摆放体位

位于下方的髋、膝关节伸展，上方髋、膝关节屈曲放在枕头上。踝关节自然背屈，上方踝关节下垫一个枕头防止踝关节跖屈内翻。见图4-2。

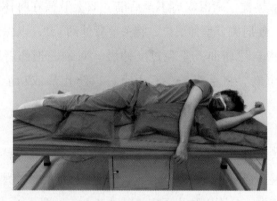

图4-2　侧卧位肢体摆放

（三）被动活动训练

对丧失功能的肢体进行被动活动，以促进血液循环，保持关节最大的活动范围，从而防止关节挛缩的发生。

1. 训练步骤

（1）训练从近段到远端，活动全身关节。

（2）活动要限制在无痛范围内。

（3）每个肢体活动5分钟。操作要轻柔、缓慢而有节奏。

（4）每天训练1~2次，直至患者能进行主动运动，并且能够靠自己的力量保证充分的关节活动范围。

2. 训练方法

（1）肩关节前屈，见图4-3。

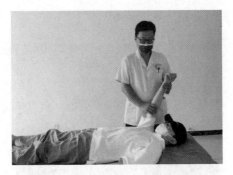

图 4-3　被动活动 – 肩关节前屈

（2）肩关节外展，见图 4-4。

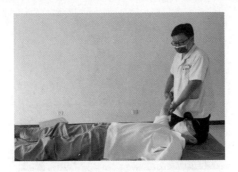

图 4-4　被动活动 – 肩关节外展

（3）肩关节旋前，见图 4-5。

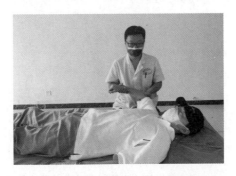

图 4-5　被动活动 – 肩关节旋前

（4）肩关节旋后，见图 4-6。

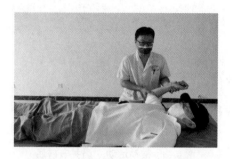

图 4-6　被动活动 – 肩关节旋后

（5）肘关节屈曲，见图 4-7。

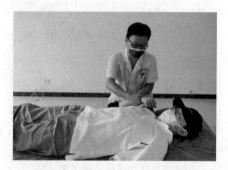

图 4-7　被动活动 – 肘关节屈曲

（6）肘关节伸展，见图 4-8。

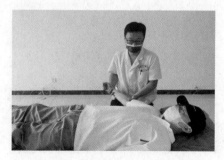

图 4-8　被动活动 – 肘关节伸展

（7）髋关节屈曲，见图4-9。

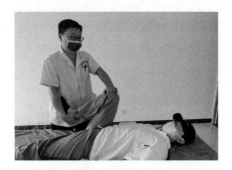

图 4-9 被动活动－髋关节屈曲

（8）髋关节外展，见图4-10。

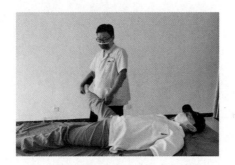

图 4-10 被动活动－髋关节外展

（9）髋关节内旋，见图4-11。

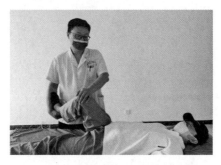

图 4-11 被动活动－髋关节内旋

（10）髋关节外旋，图 4-12。

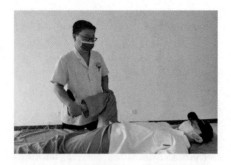

图 4-12　被动活动 – 髋关节外旋

（11）膝关节屈曲，见图 4-13。

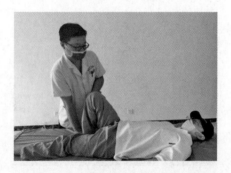

图 4-13　被动活动 – 膝关节屈曲

（12）踝关节背曲，见图 4-14。

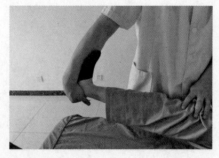

图 4-14　被动活动 – 踝关节背曲

3. 注意事项

（1）髋关节屈曲时要同时外展，外展不得超过 45°；膝关节伸展要缓慢，不得出现过伸。

（2）髋关节内旋、外旋要在髋关节屈曲 90°、膝关节屈曲 90° 状态下进行。

（3）当患者下段胸椎或腰椎骨折时，屈膝、屈髋时要格外小心，勿使腰椎活动。

（4）患者仰卧位时被动屈曲膝关节，需同时外旋髋关节。

（5）在对颈髓损伤患者进行腕关节和手指被动活动时，禁止同时屈曲腕关节和手指，以免造成伸肌肌腱的损伤而导致其活动能力和功能丧失。

（6）不得出现异常的运动模式。

（四）肌力训练

在保持脊柱稳定的原则下，所有能主动运动的肌肉都应适度运动，以防发生肌肉萎缩。如握球练习、握棒练习、肘关节屈伸练习。

为了维持与强化肌力，利用主动或辅助主动运动肌肉进行训练是非常重要的，训练中要特别注意使用正确的运动模式，并将强化残存的肌力与日常生活动作相结合，以免因训练脱离实际意义的动作而延误治疗。

二、离床期

（一）训练目标

1. 掌握坐位平衡，提高坐位耐力。

2. 独立完成在轮椅上的坐位保持、减压、移动。

3. 独立完成从轮椅到床之间的转移。

（二）体位适应性训练

训练时，患者被置于起立床上，最初可先从 30° 开始，每次持续 10 ~ 15 分钟。当患者无不良反应时，逐渐提高高度、角度，延长时间，直到能站立。起立床站立训练适于 C_5 ~ T_{12} 损伤的患者，每天进行 1 ~ 2 小时的训练。

（三）兴趣爱好的作业活动

为了进一步改善和增强平衡能力、协调能力和上肢肌力，还可以为患者设计一些符合患者兴趣爱好的作业活动，如下棋、绘画、计算机游戏、抛接球活动等。

（四）坐位平衡及床上移动训练

1. 直腿坐位，两手放在体侧作为坐位平衡训练的起始位。见图 4–15。

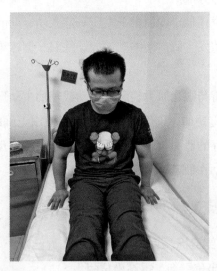

图 4–15　**起始位**

2. 直腿坐位，双上肢前屈。见图 4–16。

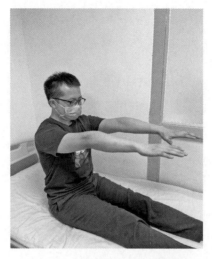

图 4–16　**直腿坐位，双上肢前屈**

3. 直腿坐位，双上肢上举。见图 4–17。

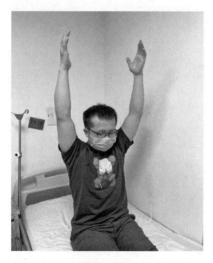

图 4–17　**直腿坐位，双上肢上举**

4. 直腿坐位，双上肢外展。见图 4–18。

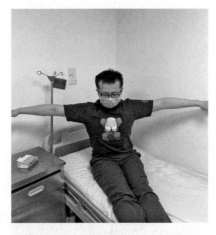

图 4-18　直腿坐位，双上肢外展

5. 直腿坐位，双手放在体侧作为床上移动训练的起始位。见图 4-19。

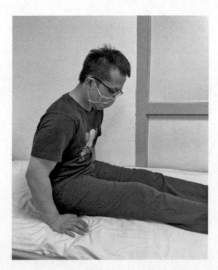

图 4-19　直腿坐位，双手放在体侧

6. 双手负重全部体重，充分伸展肘部，使臀部离开床面。

见图 4-20。

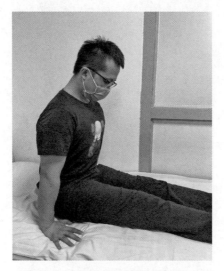

图 4-20 双手负重，使臀部离开床面

7. 利用手支撑器，提高臀部离床高度。见图 4-21、图 4-22。

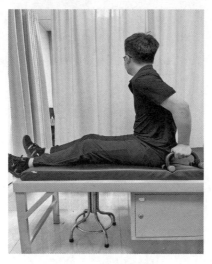

图 4-21 用手支撑器

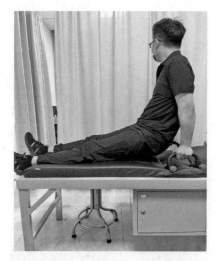

图 4-22　**用手支撑器，使臀部离开床面**

8. 双手支撑，使身体前后移动。见图 4-23。

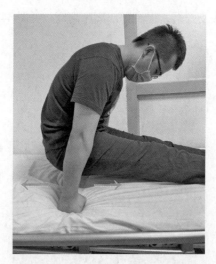

图 4-23　**双手支撑，使身体前后移动**

9. 双手支撑身体，使身体侧移。见图 4-24。

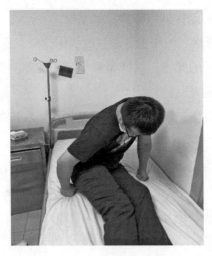

图 4-24 **双手支撑身体，使身体侧移**

10. 手握腿，向左右移动。上身前倾，左手扶床保持平衡，右手握右腿向右移动。右手扶床保持平衡，左手握左腿向左移动。见图 4-25。

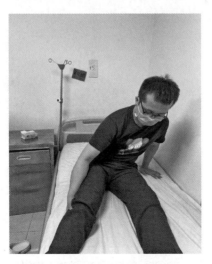

图 4-25 **手握腿，向左右移动**

（五）减压动作训练

1. 在卧床期，减压主要通过改变体位来完成。

2. 轮椅上的减压，从开始乘坐轮椅的第一天起，就应该掌握轮椅上的减压技巧。

3. 胸髓损伤患者的减压，可以利用上肢按住轮椅扶手来支持躯干，使臀部抬起。

4. C_6 损伤患者的减压，可以先利用一侧上肢进行支持减压，然后换另一侧上肢进行减压。见图 4–26、图 4–27。

5. C_5 损伤患者的减压，可以利用轮椅的把手，将一侧上肢放在靠背后面，使肘关节伸展与把手锁住，然后进行躯干侧屈、旋转、前屈，双侧上肢轮流进行，以达到减压的目的。这个过程应该每隔 2 ~ 4 小时进行 1 次。见图 4–28、图 4–29。

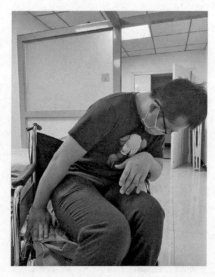

图 4–26　**轮椅上减压动作 – 右侧**

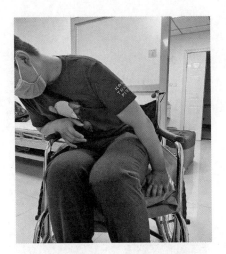

图 4-27　轮椅上减压动作 – 左侧

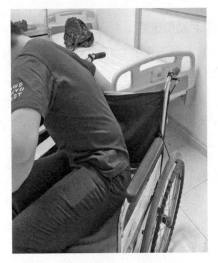

图 4-28　高位损伤者轮椅减压动作 – 左侧

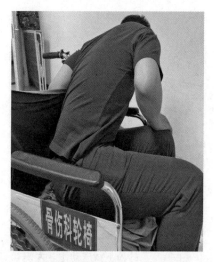

图 4-29　高位损伤者轮椅上减压动作 – 右侧

（六）关节活动度训练

脊髓损伤的患者不仅需要防止关节挛缩，而且必须充分发挥代偿动作的效果，以获得日常生活动作。关节活动方法同被动活动（见本章第二节运动功能锻炼中"被动活动训练"）。

颈髓损伤者，对脊柱的屈伸，颈部的屈曲、旋转，肩关节的屈伸、旋转和水平外展，肘关节的屈伸，髋关节的屈曲、伸展、外旋和膝关节的屈伸等都有特殊的要求。

脊髓损伤患者长坐位的支撑动作要求直腿抬高的角度超过 110°。要根据患者的具体情况和需要，设计不同的训练计划。

（七）肌力增强训练

增强训练是指增强残存的肌力，主要指背阔肌、肩部肌群、上肢肌群、腹肌肌力的增强。

一般常用抗阻力训练，根据不同的情况和条件可选用徒手或哑铃、弹力带、拉力计以及重物滑轮系统等简单器械进行抵抗运动训练，可在床上、垫上及轮椅上进行。

三、后期及居家的运动训练

（一）训练目标

1. 站立和步行训练。
2. 轮椅操作训练的最终阶段。
3. 应用动作训练。
4. 回归社会与家庭的全身调整。

（二）站位平衡训练

1. 重心移向左侧训练，见图 4-30。

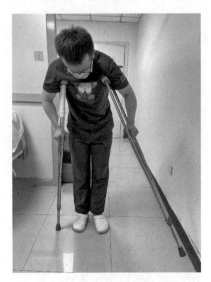

图 4-30　站位平衡训练 - 重心移向左侧

2. 重心移向右侧训练，见图 4-31。

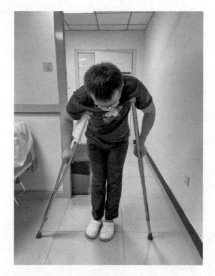

图 4-31　站位平衡训练 – 重心移向右侧

3. 重心前后移动训练，见图 4-32。

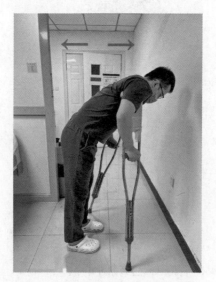

图 4-32　站位平衡训练 – 重心前后移动

4. 拐杖交替向前上方举起训练，见图 4-33、图 4-34。

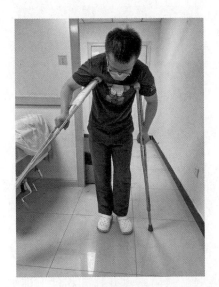

图 4-33 站位平衡训练 – 向右前上方举起

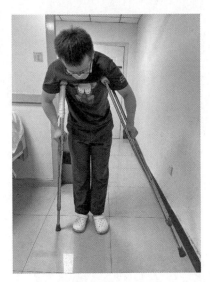

图 4-34 站位平衡训练 – 向左前上方举起

5. 双手离开拐杖训练，见图 4-35。

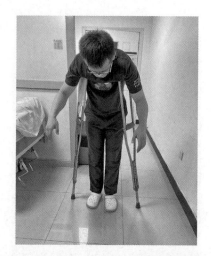

图 4-35　站位平衡训练 - 双手离开拐杖

　　6. 逆握拐杖，从腋窝离开挂到拐杖上训练。见图 4-36、图 4-37。

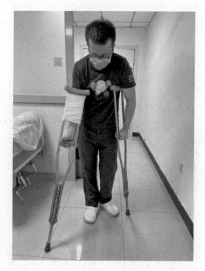

图 4-36　站位平衡训练 - 右手逆握拐杖

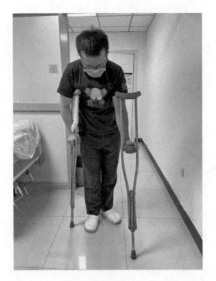

图 4-37　站位平衡训练 – 左手逆握拐杖

7. 单脚抬起，骨盆上举训练。见图 4–38、图 4–39。

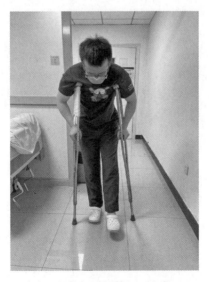

图 4-38　站位平衡训练 – 左脚抬起

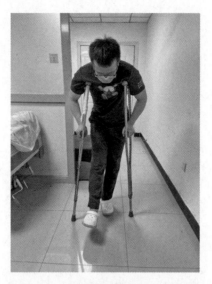

图 4–39 站位平衡训练 – 右脚抬起

8. 右拐杖向前拿出训练，见图 4–40。

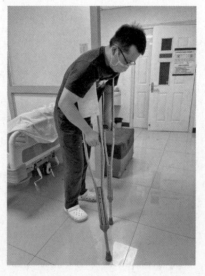

图 4–40 站位平衡训练 – 右拐杖向前拿出

9. 左拐杖向前拿出训练，见图 4-41。

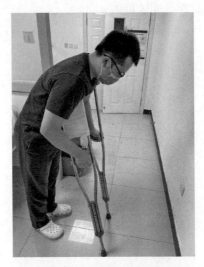

图 4-41　站位平衡训练 – 左拐杖向前拿出

10. 两拐杖向后伸出，挺腰的姿势训练。见图 4-42。

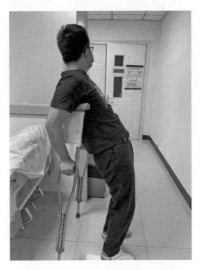

图 4-42　站位平衡训练 – 挺腰

11. 放下拐杖，合在一起，用一只手握住，另侧一只手握住支柱，腰向前弯。训练见图4–43。

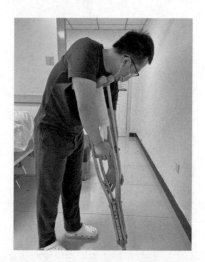

图 4–43 站立平衡训练 – 腰向前弯

12. 单脚悬起，向前后摆动训练。见图4–44。

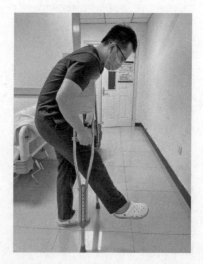

图 4–44 站立平衡训练 – 单脚前后摆动

第三节　地毯上的运动及轮椅操

家庭和医院的环境、条件大不一样，所以，需要因陋就简、因地制宜地想办法。居家康复在地毯上运动锻炼就是一个好办法，它要求患者全身心地主动活动，而且持之以恒地坚持下去。

人体的躯干以脊柱为中轴，由双肩、骨盆组成。骨盆、肩、头是人体的三个圆，人体以肢体为支撑，以脊柱为轴，三圆为支点，在日常生活中进行各种相应的运动。

由于人类的直立姿势，脊柱形成了四个弯曲度，即颈曲、胸曲、腰曲和骶曲。所以，人类可能会发生许多由压力引起的疾病，如颈椎病、腰椎病等。

脊柱由 26 块骨头（颈椎 7 块、胸椎 12 块、腰椎 5 块、骶骨 1 块、尾椎 1 块）组成，其间有许多骨突关节、韧带与其他骨头连接。人体的感觉和运动神经从脑和脊髓发出后，通过相应的骨孔缝隙（椎间孔）中穿出。

因此，人体可以在地毯上做 360° 反复滚动，可使全身各关节、骨孔缝隙等在运动中自然调整对位，使神经、肌肉、筋膜以及骨关节等归位，同时还能保持脊柱的正常位置，对肌肉和胸腹内脏产生振荡按摩的作用。

对于脊髓损伤患者来说，由于站立困难，患者可以像婴儿那样进行翻身、坐起、跪立、爬行运动，然后逐渐过渡到平行杠内的站立和迈步。通过这种自然的、自由的、高度主动的滚动式锻炼，加上四肢各种主动、被动运动以及全身各种意念运动，可以刺激脊髓损伤尚未坏死的、残存的或休眠状态的神经。最终，这可能激活这些神经，改善运动功能，提高患者的生存质量。这种方法可能比 PT 床、站立架的被动运动更好，因为它始终是靠积极主动锻炼的。但是，对于双手功能不全的颈髓损伤患者，平行杠内的运动可能会有困难。因此，他们可以选择在地毯上进行翻身、滚动、坐起、跪立、爬行，以及其他 PT 床上能进行的主动被动运动，这些都是安全可靠的，还可减轻亲属们的负担，甚至可能收到意外的效果。

此外，患者还可以在轮椅上进行一系列的锻炼。根据多年的经验，我们自创了一套轮椅操，共 8 节。建议每个动作做 100 遍，时间需要 30 ~ 40 分钟。

轮椅操第 1 节　轴心旋转

这个动作的目的是通过躯干舒缓地 360° 旋转，使颈部、胸部和腰椎各关节进行轻微、徐缓的主动运动，从而使脊柱在运动中保持平衡。具体的动作流程是：从起始位置开始，向右旋转，然后向前，最后向左旋转。即起始位→右旋→向前→左旋。具体的动作示意图详见图 4–45 ~ 图 4–48。

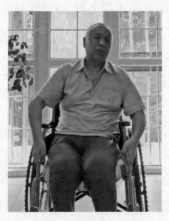

图 4–45　**轴心旋转 – 起始位**

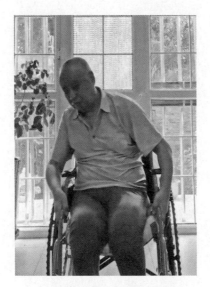

图 4-46 **轴心旋转 – 右旋**

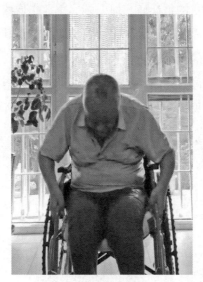

图 4-47 **轴心旋转 – 向前**

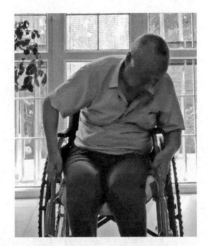

图 4-48　**轴心旋转 – 左旋**

轮椅操第 2 节　燕子飞

　　这个动作目的是让肩、肘、腕、手、指像燕子飞翔那样柔和地扇动，从而使指、手、腕、肘、肩关节及其周围的肌肉舒缩，增加它们的活动，防止这些关节退行老化。具体的动作流程是：从起始位置开始，然后抬起。即起始位→抬起位。具体动作示意图详见图 4-49、图 4-50。

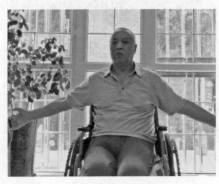

图 4-49　**燕子飞 – 起始位**

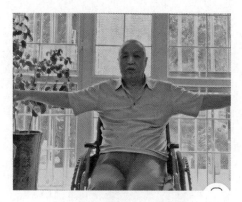

图 4-50　**燕子飞 - 抬起位**

轮椅操第 3 节　扩胸拍胸

　　这个动作的目的是锻炼胸部和肩臂肌肉，加强呼吸肌的力量，使肺、心受到震动，从而改善呼吸和心脏功能。具体的动作流程是：从起始位置开始，然后进行扩胸，最后进行拍胸。即起始位→扩胸→拍胸。具体动作示意图详见图 4-51、图 4-52。

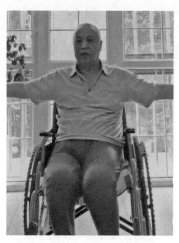

图 4-51　**扩胸拍胸 - 起始位**

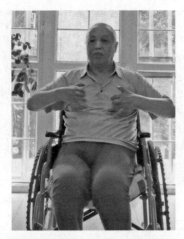

图 4–52　**扩胸拍胸 – 拍打位**

轮椅操第 4 节　空中抓物

　　这个动作的目的是锻炼肩臂和手指的力量，以提高双手抓握能力。具体的动作流程是：从起始位置开始，然后进行空中抓物的动作。即起始位→空中抓物。具体动作示意图详见图 4–53、图 4–54。

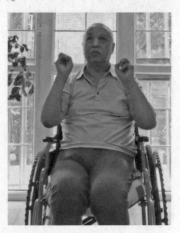

图 4–53　**空中抓物 – 起始位**

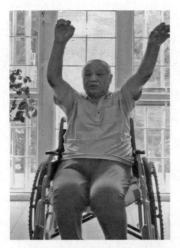

图 4-54 **空中抓物 - 空中位**

轮椅操第 5 节 平衡转体

这个动作的目的是锻炼身体对侧斜方向上的平衡能力，以及提高脊柱各关节的活动适应性。具体的动作流程是：从右侧开始，然后转向左侧。即右侧→左侧。具体动作示意图详见图 4-55、图 4-56。

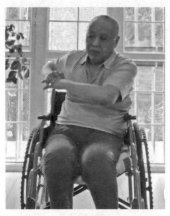

图 4-55 **平衡转体 - 右侧**

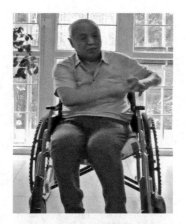

图 4-56　**平衡转体 - 左侧**

轮椅操第 6 节　耸肩解冻

　　这个动作的目的是通过锻炼来防止五十肩的发生，使斜方肌、棱形肌、肩胛提肌等肌肉受到主动的舒缩活动，从而使肩关节不易发生冻结。具体的动作流程是：从起始位置开始，然后进行耸肩的动作。即起始位→耸肩位。具体的动作示意图详见图 4-57、图 4-58。

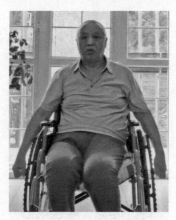

图 4-57　**耸肩解冻 - 起始位**

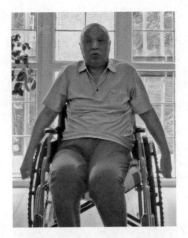

图 4-58　耸肩解冻 – 耸起位

轮椅操第 7 节　伸颏缩颈

这个动作的目的是通过牵伸锻炼颈椎及其附属肌组织,有利于保持颈椎正常曲度的稳定。具体的动作流程是:从起始位置开始,然后进行缩颈的动作,最后进行伸颏的动作。即起始位→缩颈位→伸颏。具体的动作示意图详见图 4-59 ~ 图 4-61。

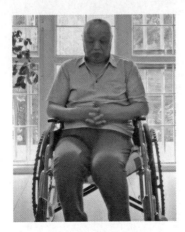

图 4-59　伸颏缩颈 – 起始位

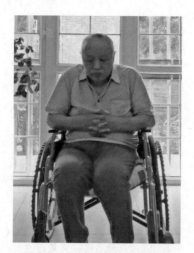

图 4-60　**伸颏缩颈 – 缩颈位**

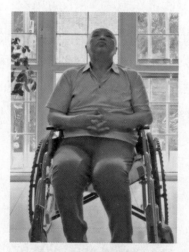

图 4-61　**伸颏缩颈 – 伸颏位**

轮椅操第 8 节　肘舒心

手三阴经，包括手太阴肺经、手少阴心经、手厥阴心包经，这些都位于臂的内侧，属里，为阴。这些经络从身内侧的胸部开始，循于臂内侧至手指末端。肘窝部是三阴经必经之地，通过拍打肘窝部位，可促进经络和心胸的血液循环，激活、稳定心脏的传导系统，从而改善心脏的供血，平衡心率。具体动作见图 4-62～图 4-65。

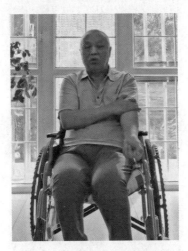

图 4-62　肘舒心－左侧起始位

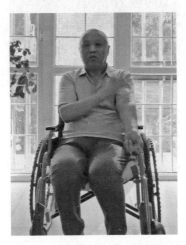

图 4-63　肘舒心－左侧抬起位

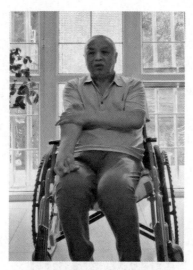

图 4-64 **肘舒心 - 右侧起始位**

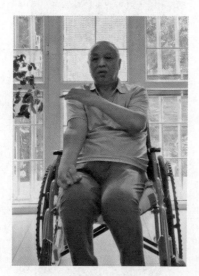

图 4-65 **肘舒心 - 右侧抬起位**

本套轮椅操可以依据每个人的不同情况，每天锻炼 2 ~ 4 次，每次半个小时到一个小时不定。

第四节 作业治疗

作业疗法最早可以追溯到 19 世纪的道德疗法时代。最初，道德疗法主要是针对精神性疾病的患者有计划地安排一些工作，比如工艺、园艺等活动，以帮助患者保持情绪稳定和精神平衡。然而，第一次世界大战期间，肢体伤残患者的数量剧增，作业疗法的应用范围因此逐渐扩展到对躯体功能障碍者的治疗中，作业疗法在康复医学中的作用逐渐被重视。

作业疗法是以有目的的、经过选择的作业活动为主要手段，用来维持、改善和补助患者功能的专门学科。作业疗法能够帮助那些因躯体、精神疾病或发育障碍而造成的暂时性或永久性残疾者，最大限度地改善、提高他们的自理、工作及休闲娱乐等日常生活能力，从而提高他们的生活质量，并帮助他们回归家庭和社会。

一、作业疗法的常用方法

1. 功能性作业疗法

功能性作业疗法是为了改善和预防身体的功能障碍而进行的治疗活动。根据障碍的不同，治疗也不同。患者可以选择关节活动度训练、精细动作训练、肌肉增强训练、耐力训练等。虽然这些训练的目的与物理疗法训练的目的相同，但所采取的方法却截然不同。作业疗法训练师针对患者的障碍、残存功能、心理状态和兴趣爱好，设计和选择相应的作业活动，如工艺、木工、雕刻、游戏等。通过完成精心设计的这些活动，患者可以达到治疗的目的。

因此，作业疗法训练师要根据国情并结合患者常见的身体功能锻炼，设计出丰富多彩、患者喜闻乐见而又行之有效的作业活动，这是提高疗效的关键。

2. 心理性作业疗法

当患者出现身体功能障碍时，往往伴随着继发的心理障碍。作业疗法训练师会根据其心理异常的不同状态，设计相应的作业活动，帮助患者摆脱否认、愤怒、抑郁、失望等不安的状态，向心理适应期过渡。

住院后与社会隔离，相当一部分患者会因环境的变化感到不习惯，作业疗法训练师可以根据患者的兴趣设计有针对性的作业活动，对患者的心理进行支持性训练。随着作业疗法的广泛应用，心理性作业疗法有向着神经心理学、高级脑功能障碍的评价与训练的方向进一步发展。

3. 日常生活活动能力训练

日常生活活动是人们在社会生活中必不可少的。在康复医疗中，大部分患者在进行日常生活活动时都需要他人的帮助。因此，对患者的这方面能力进行全面评价是非常重要的，这可以帮助我们确定患者无法独立完成哪些动作，需要多少帮助。这种量化性的评价是确定训练目标和训练计划的重要环节。

4. 职业前的作业疗法

当患者结束医学康复训练后，应回归社会，或者去职业康复中心学习，掌握适合自己身体状况的工作技能。在此阶段之前，作业疗法训练师应对患者的身体功能、精神状态、障碍的种类和程度、日常生活能力水平、学习能力以及可能从事的专业进行全面的评价和试训练，然后综合各项评价和训练的结果，为患者安排合适的社会岗位。

二、作业疗法的应用范围

作业疗法主要针对那些因疾病或创伤导致在自理、工作或休闲娱乐活动等方面存在能力障碍的伤残者。包括中枢神经系统损伤、骨骼运动系统损伤或术后、外周神经损伤、由于手术而导致的或需要手术的功能障碍、烧伤、心肺疾患、发育迟缓、学习障碍、老年障碍，以及任何影响精神功能的障碍。

作业疗法应用广泛，不仅在专科康复医院开展，也在综合医院、老年病机构、患者家里或居住地、敬老院、特殊教育学校、门诊、社区康复机构、精神病医院进行。此外，它还在工厂、普通学校、有残疾者的工作单位进行。

三、作业疗法的目的

作业疗法的目标是改善患者的能力障碍。在开始治疗之前，会全面了解和评估患者的基本情况，包括患者的生活习惯和兴趣爱好。在此基础上展开治疗，能够提高患者的依从性，增强患者与医护人员的配合度，使整个治疗方案更具个性化和针对性，从而实现有计划、有目标、有规范的治疗过程。

在实施阶段，首先对患者进行日常生活活动能力训练，确保患者具备基本的生活能力，提高患者对日常生活习惯的适应性，使他们真正地回归到社会。根据患者功能障碍的程度患采取不同的训练方式，以帮助不同病情的患者通过训练获得功能改善，促进预后。

器械辅助训练是将虚拟现实技术与软件系统结合起来，让患者能够完成很多常规肢体训练所不能完成的任务。这种训练具有较高的安全性，可以让患者感受到训练的真实性。而且，利用器械进行辅助训练可以增加训练的趣味性，更能激发患者完成作业的兴趣。

对于脊髓损伤患者，初期应明确主要目标，包括强化上肢（肩、肘、腕）肌力，维持、扩大关节活动度，预防关节挛缩，提高身体耐力，训练使用外力驱动型矫形器、腕关节驱动式抓握矫形器、自助具等特殊器具，达到最大限度的日常生活活动的自理，协助解决因身体障碍而产生的心理和社会的适应问题，有意义地回归家庭、社区以及社会，重新就业等。

第五节　社交活动能力的锻炼

脊髓损伤后，由于感觉、运动功能受限，加上大小便不便，人的活动能力会受到限制，尊严可能会受损，思想容易陷入绝望。寂寞和孤独可能会阻碍患者与社会交流和亲友的沟通。面对这种厄运，患者没有办法改变，怨天尤人是无济于事的，患者只能面对现实。患者需要积极振作，树立正确的生活信念，无所畏惧地活下去。俗话说得好，好死不如赖活着。患者应主动与亲友联系和交流，敞开心扉，积极向上、向前，以正能量的态度面对社会和亲友，赢得他们的理解和社会尊重，营造一个良好的康养环境。

幸运的是，我们生活在信息技术时代，网络给我们带来了巨大的便利。只要努力学习，就一定能够利用网络给我们的生活和人际交流带来很大的便利。比如，利用智能手机、电脑通过百度、微信、交友网站、网购等参加各种社会活动，解决生活中许多问题，享受成功的快乐，打开我们郁闷的心扉，让生活变得明亮。

肢体功能障碍者可以通过操作电脑辅助器具，享受互联网带来的乐趣，享受网络的无限资源与快速的信息传播，拉近与外界的距离。如果无法直接用手指敲键盘，可配合头控杆或者口衔棒来操作键盘，见图4-66；如果肌肉张力不正常，手部动作欠佳，可以使用超大键盘，见图4-67；如果手部精细动作受限，可以使用手掌和手腕操控轨迹球鼠标，见图4-68；如果手部变形或有振颤，可以在键盘上外加洞洞板；如果无法抓握鼠标移动，可以使用摇杆鼠标，见图4-69；如果全身只有头部和耸肩的动作，可以使用气控鼠标或者红外线鼠标，见图4-70。

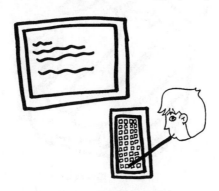

图4-66　口衔棒操作键盘

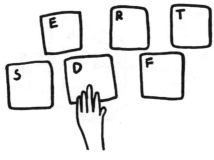

图4-67　超大键盘

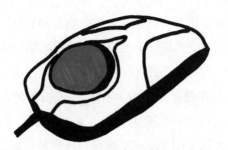

图 4-68　轨迹球鼠标

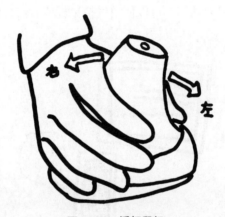

图 4-69　摇杆鼠标

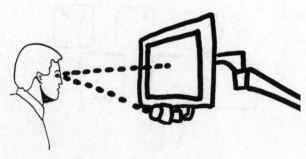

图 4-70　气控鼠标、红外线鼠标

智能手机的出现极大地提高了脊髓损伤患者的社交活动能力，从而显著改善了他们的生存能力。例如，只需使用"58同城"，就可以解决生活中的很多问题。如果想学习更多的知识，只需要使用"百度"，你就可以找到你想知道的任何信息。如今，网络让我们即使不出门，也能知天下事。因此，脊髓损伤康养者应该多学习一些电脑方面的知识，将智能手机"玩"得出神入化，使其成为自己最好的生存伙伴。

第六节 呼吸锻炼

一、脊髓损伤的呼吸问题

脊髓损伤以后，患者会出现以下呼吸问题：反常呼吸，呼吸困难，咳嗽能力减弱，肺顺应性降低，体位效应的改变。

二、脊髓损伤患者呼吸训练

（一）气道廓清
气道廓清，最重要的目标是扩张肺部和清除分泌物。

1. 深呼吸训练（坐位）
放松体位，通过鼻子深吸一口气，在吸气末，憋住气保持几秒钟，以便有足够的时间进行气体交换，并使部分塌陷的肺泡有机会重新扩张；然后经口腔将气体缓慢呼出，可以配合缩唇呼吸技术，将气体充分排出。具体操作见图 4-71～图 4-78。

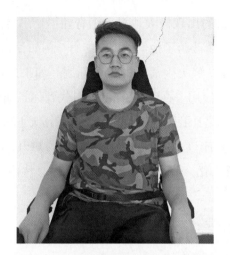

图 4-71 深呼吸训练 – 吸气（正面观）

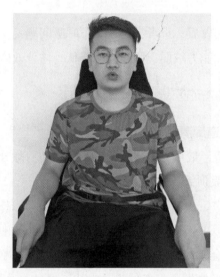

图 4-72 深呼吸训练 – 呼气（正面观）

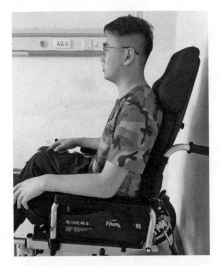

图 4-73 深呼吸训练 – 吸气（侧面观）

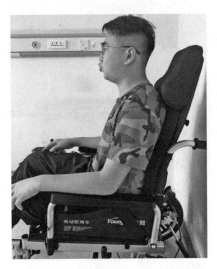

图 4-74 深呼吸训练 – 呼气（侧面观）

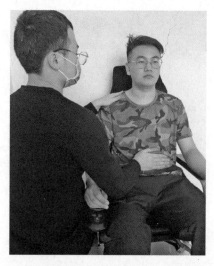

图 4-75　家属辅助下深呼吸训练 – 吸气（正面观）

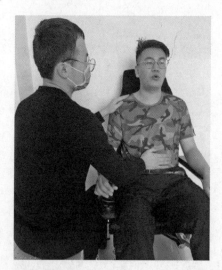

图 4-76　家属辅助下深呼吸训练 – 呼气（正面观）

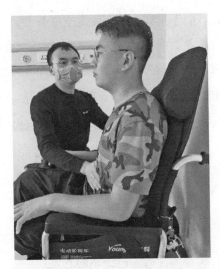

图 4-77 家属辅助下深呼吸训练 – 吸气（侧面观）

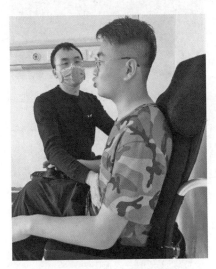

图 4-78 家属辅助下深呼吸训练 – 呼气（侧面观）

2. 家属辅助排痰训练

通过胸部叩击、震颤及咳嗽训练促进肺部痰液排出。胸部叩击与震颤，有助于黏稠、浓痰脱离支气管壁。

方法：治疗者手指并拢，掌心成杯状，运用腕关节摆动在引流部位胸壁上轮流轻叩 30～45 秒，患者可自由呼吸。叩击拍打后家属用手按在病变部位，嘱其做深呼吸，在深呼气时做胸壁震颤，连续 3～5 次，再叩击。如此重复 2～3 次，再嘱其咳嗽以排痰。具体操作见图 4-79、图 4-80。

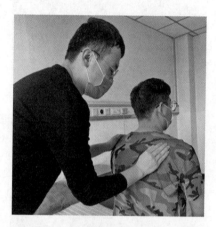

图 4-79　**家属辅助排痰训练 - 坐位**

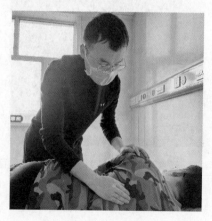

图 4-80　**家属辅助排痰训练 - 侧卧位**

（二）呼吸肌训练

1. 腹式呼吸训练

腹式呼吸训练是以训练腹式呼吸、强调膈肌运动为主的训练方法。它以改善异常呼吸模式，有效减少辅助呼吸肌的作用，达到改善呼吸效率，降低呼吸能耗的目的。

方法：患者仰卧位或坐位（前倾倚靠位）。腹部放松，经鼻缓慢深吸气，隆起腹部；呼气时缩唇将气缓慢吹出，同时收缩腹肌，促进横膈上抬。吸气与呼气的时间比约为1∶2。刚开始练习时，每次练习1~2分钟，逐渐增加至每次10~15分钟，每日锻炼2次。具体操作见图4-81、图4-82。

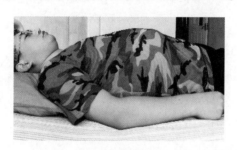

图 4-81　**腹式呼吸训练 – 吸气**

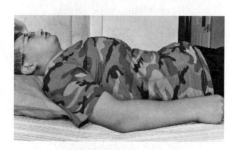

图 4-82　**腹式呼吸训练 – 呼气**

2. 吹蜡烛法

坐位，蜡烛的火苗与口同高，然后缩嘴用腹式呼吸的方法吹火苗，以火焰熄灭为宜。刚开始练习时，每次练习 1~2 分钟，逐渐增加至每次 10~15 分钟，每日锻炼 2 次。见图 4-83。

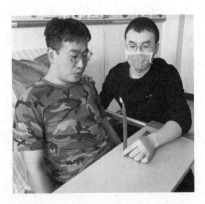

图 4-83　吹蜡烛法

3. 振动排痰器

坐位，唇部完全包裹住设备口，吹动振动器，内有钢珠，以吹动钢珠为宜。刚开始练习时，每次练习 1~2 分钟，逐渐增加至每次 10~15 分钟，每日锻炼 2 次。具体操作见图 4-84、图 4-85。

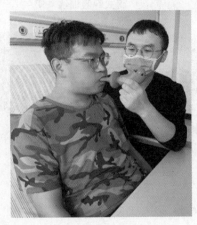

图 4-84　振动排痰器 - 吸气

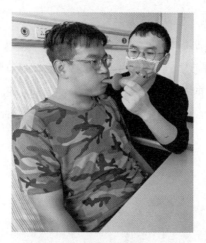

图 4-85　振动排痰器 – 呼气

4. 家属辅助下抗阻呼气训练

　　家属用一侧掌根顶住剑突下部，患者吸气时施以一定的压力，然后嘱患者慢慢吐气。本法可适当增加气道阻力，减轻或防止病变部位小气道在呼气时过早闭合，从而达到改善通气和换气，减少肺内残气量的目的。每天练习 3～5 次。训练初期每次 1～2 分钟，以后逐渐增加至每次 5～10 分钟。具体操作见图 4-86。

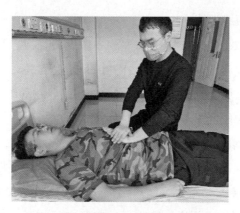

图 4-86　家属辅助下抗阻呼气训练

5. 吸气肌、腹肌训练

（1）吸气肌训练

用抗阻呼吸器（用不同直径的内管来调节阻力）使吸气时产生阻力，呼气时没有阻力。开始练习时，每次3~5分钟，每天3~5次，以后逐渐增加至每次20~30分钟。具体操作见图4-87。

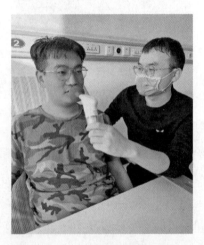

图 4-87　抗阻呼吸器吸气

（2）腹肌训练

患者取仰卧位，腹部放置沙袋做挺腹练习。开始时每次1.5~2.5kg，以后可逐步增至5~10 kg，每次练习5分钟；也可以仰卧位反复进行两下肢向胸部的屈髋屈膝动作，以增强腹肌。具体操作见图4-88、图4-89。

（三）咳嗽训练

深吸气以达到必要的吸气容量，短暂屏住呼吸使气体在肺内得到最大分布。关闭声门以进一步增强气道中的压力，增加腹内压，进而增加胸内压。声门突然打开，形成由肺内冲出的高速气流，促使分泌物移动，随咳嗽排出体外。见图 4-90。

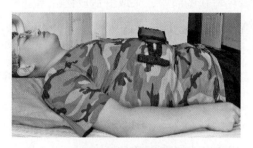

图 4-88　腹部放置沙袋做挺腹练习 – 呼气

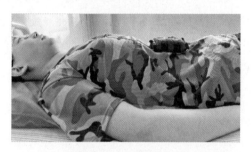

图 4-89　腹部放置沙袋做挺腹练习 – 吸气

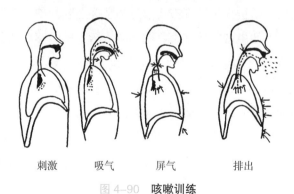

刺激　　　吸气　　　屏气　　　　排出

图 4-90　咳嗽训练

（四）呼吸训练的注意事项

1. 训练环境应安静，避免患者受到过多的干扰。

2. 患者穿宽松的衣服，采取舒适放松的体位。

3. 避免憋气和过度减慢呼吸频率，以免诱发呼吸性酸中毒。

4. 肺部疾病的康复治疗原则是持之以恒、循序渐进、因人而异。

5. 逐步增加运动量，量力而行，以不引起明显疲劳感为度，否则可能诱发或加重肺部疾病。

6. 除呼吸运动外，部分人群还可以进行适量的体力训练，如散步、登阶、打太极拳等，以增强体质，减少疾病发作次数，减轻发作程度。另外，患者还要注意在营养、心理状态和生活习惯（如戒烟）等方面做出相应的调整。

第七节 脊髓损伤患者的居家康养

脊髓损伤患者的居家康养要特别重视患者的护理工作。患者、亲属、陪护人员等都需要学习和掌握必要的护理知识和操作技巧，以便患者在居家康养期间的生活起居能够得到合理的照顾。脊髓损伤患者由于受伤的程度不同，肢体会出现硬瘫（痉挛性瘫痪）或软瘫（弛缓性瘫痪），这两种肢体运动功能会出现不同的障碍，其生活起居能力的照料帮助也有所不同。因此，我们要依据不同的个体情况，从整体观念出发，辨证分析、判定，制定出合理的护理方案，因人而异实施个性化、人性化的照料。

脊髓损伤患者通常是终身性疾病，照料他们的生活起居是长期甚至是终身的任务。他们的环境、饮食、二便、情志、作业等都会因受伤的程度不同而不同，尤其是二便的管理问题，这是一个比较复杂和难以处理的问题。下面我们就居家最棘手的膀胱功能障碍、直肠功能障碍以及压疮的护养进行重点阐述，同时，也强调要高度重视和学习居家作业的练习。

膀胱功能、直肠功能与压疮护养有一个共同的特点，那就是清洁卫生。亲属、陪护人员需要和伤者一起保持室内和床上的卫生，床上的中单、防渗尿垫、尿布需要保持干燥和整洁，要勤换洗和消毒，消除室内的异味，并选择合适的时间开门窗通风。室内、室外的无障碍辅助用具要经常检查其稳定性，尤其是关键部位是否牢靠，且需要经常清洗和消毒，保持清洁和干净，确保安全无隐患。

一、压疮的居家护养

对于脊髓损伤的居家康养者来说，首先，要保持卧具、尿垫、防压垫等的清洁干燥；其次，要定期检查身体各部位骨突处的皮肤色泽变化，以便及早发现并治疗压疮。在早期，除了在疮面涂抹美宝湿润烧伤膏外，还需要请医生帮助确定是否有细菌感染，并合理地选择局部或全身使用适当的抗生素。

虽然压疮只是皮肤上的小问题，但我们不能轻视它，否则它可能发展到面积扩大、深度加深，甚至演变成 2 度或 3 度压疮，形成难以治愈的窦道，造成严重的感染，危及患者的生命。

由于是居家康养，家庭中的亲属和陪护人员需要虚心且耐心地学习相关的压疮知识。伤者自己也要关心自己的病情，不断学习相关知识，指导相关人员进行操作。患者要明白，在居家康养中自己是最重要的。自己的事情自己的主观努力非常重要，床头应备有带把的小镜子，以便随时自我检查身体的相关部位，并督促亲属和陪护人员帮助自己做好护理工作。

二、尿路的居家护养

脊髓损伤的小便管理是一个极其复杂、尴尬且难以处理的问题。居家康养者、亲属、陪护要遵循相关医护人员的指导，进行不厌其烦、耐心、细致的护理。尿具要洁净并进行消毒，尿垫、伤者臀部、会阴部要常清洗，保持干燥和无异味。

居家康养服务的相关人员及患者自己都要学会如何导尿及更换尿管、尿袋。对于女性脊髓损伤者，由于其尿道口隐秘且短，只有 3～5cm，因此可以通过镜子找到自己的尿道口，这样就很容易进行导尿。

伤者要常去医院查膀胱残余尿、尿常规和泌尿系 B 超，以了解膀胱、肾盂情况，防止泌尿系感染，检查是否有积水。

三、直肠的居家护养

直肠功障碍的主要问题是大便秘结。因为脊髓损伤导致管理直肠的神经麻痹，大便在直肠内停留的时间过长，导致过多的水分被吸收。解决这个问题的方法主要有调整饮食、使用药物通便以及灌肠。这就要求脊髓损伤者、亲属和陪护人员每日早餐前半小时要特别关注患者的排便问题。可以饮用淡盐水，并同时服用一些能软化大便的食物，如香蕉、红薯等，或服用中草药番泻叶、芦荟等。此外，经常陪护的人员都要学会使用开塞露和甘油灌肠剂，使患者大便保持通畅。

四、居家康养的作业练习

脊髓损伤者居家康养的作业练习，是让患者在自己的家庭环境中自由自在地生活、康复、休养。家庭生活中的康复与医院大不相同，家中的康复更加贴近生活，要求患者从床上到床下，从室内到室外，从家庭到社会都要逐步融入。生活活动从洗梳到衣、鞋、袜的穿脱，从喝水、吃饭到从床椅转移到厕所、浴室，还有熟悉网络的使用等，这些都是在医院中不方便进行的活动和练习。在家中，要想尽可能地做自己能做的事情，对于自己还不能做的事情，也要在别人的辅助下尽力去做。通过反复强化作业训练，逐渐达到独立完成作业的目标。此外，居家康养生活，人性化的护理和融入趣味性的文化知识也有助于进一步强化作业训练。

总之，脊髓损伤者的居家康养护理，要求所有与患者相关的人员都要知道一些护理知识和操作技能。比如导尿、灌肠、更换敷料等，这些对脊髓损伤者的居家康养是非常有帮助的。

第五章

居家脊髓损伤康复器具的适配与无障碍建设

第一节 轮椅

轮椅对脊髓损伤者来说，不仅是一种运载工具，也是患者身体的一部分。如果使用得当，就能增强患者的独立性，使他们能够胜任各项日常生活活动，从而提高生活质量。轮椅分为手动轮椅和电动轮椅两大类。

一、手动轮椅

脊髓损伤后 5 ~ 8 周，当脊柱和病情基本稳定时，可以在药物治疗的同时，在第一期床上强化训练的基础上，在护理人员的协助下，进行运动治疗和作业治疗，以及坐位平衡和强化上肢肌力的训练。训练仍然从起坐、坐撑、坐位移动开始，同时加强肩部、背部、腰部、腹部肌力的垫上运动训练。同时，还要强化心理、手臂、膀胱功能和穿衣、吃饭、洗浴等生活自理能力的训练。当患者已经具备足够的上肢肌力和平衡能力后，就应该从床上、垫上运动训练过渡到手动轮椅训练。

在手动轮椅上，患者可用肘支撑，继续练习肱三头肌和肩部的肌力，减少臀部和腰骶部压力，防止这些部位发生压疮。
这时的重点是进行从床上到轮椅，从轮椅到床上的转移训练。
尽量让患者自己乘坐轮椅去做康复治疗，并开始特别训练从轮
椅到地毯上，从地毯上重新返回轮椅，切记动作正确。同时，
还要强化地毯上其他的各种运动以及熟悉多方向的身体转移。
当患者能够熟练操纵轮椅、移动躯干后，应鼓励其多参加户外
活动，透透气、晒晒太阳等。如果条件允许，还可以在轮椅上
进行投球、打羽毛球等简单的体育运动，以增加运动的幅度和
运动的趣味性。手动轮椅见图 5-1。

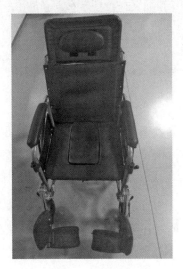

图 5-1　**手动轮椅**

二、电动轮椅

电动轮椅是利用控制器控制左右两轮。控制器有两个操
纵杆，一个用于控制方向，另一个用于控制速度。通过推动
和拉动操纵杆，可以实现电动轮椅的前进、后退、转弯等操

作，同时也可以控制电动轮椅的速度。因此，可以同时控制方向和速度。电动轮椅见图5-2。

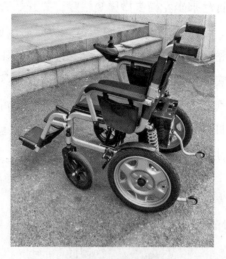

图5-2　**电动轮椅**

对于居家康养者来说，选择什么样的电动轮椅，应该根据每个人家庭的具体情况、受伤位置、皮肤感觉平面、驱动操作能力、实用性等多方面考虑。电动轮椅设计目标是车载轻量化，骨架以铝合金为宜，并要注意轮椅的骨架结构、管径的大小以及各部件，同时还要注意备用零部件的状况。

三、电动代步车

电动代步车适用于需要远距离活动的胸腰段脊髓损伤患者。电动代步车按结构可分为三轮电动代步车（图5-3）和四轮电动代步车（图5-4）。电动代步车的选择，一般按患者的实际情况来确定。总之，脊髓损伤患者不能为了外出活动而不顾风险，应量力而行，以力所能及为度，不可勉强。

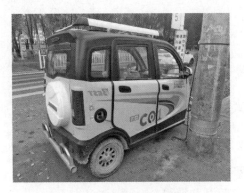

图 5-3　**三轮电动代步车**

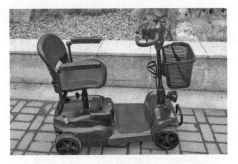

图 5-4　**四轮电动代步车**

第二节　助行器

医学上把辅助人体支撑体重，保持平衡，增强肌力，辅助行走的工具叫助行器。当脊髓损伤发生后通过救治与早期康复，患者能在床边坐位保持平衡，股四头肌肌力在 1 级以上（股四头肌主动用力收缩时，能肉眼看到膝关节髌骨有活动）时，可在股四头肌收缩锻炼的同时，鼓励患者在床边扶着助行器小心地试着练习站立。当股四头肌收缩有力，站立平衡

121

稳定时，在室内就可以逐渐过渡到扶着助行器进行迈步或行走锻炼。

助行器主要分双臂操作助行器和单臂操作助行器两大类。

一、双臂操作助行器

双臂操作助行器又称为助行器，分为交互型助行器、前轮助行器、助起式助行器三种。

（一）交互型助行器

交互型助行器（图 5-5）的体积较小，无轮脚，但可调节高度。使用时，患者双手握在边侧框架上，先将左侧向前移动，再将右侧向前移动，如此交替进行，以实现前进。这种助行器特别适用于平衡能力差，但上肢肌力正常的截瘫患者。

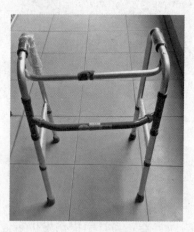

图 5-5　交互型助行器

（二）前轮助行器

前轮助行器（图 5-6）的稳定性相对较弱，因此不能用于上下楼梯。然而，对于上肢肌力较弱且提起助行器有困难的截瘫患者来说，它是非常适用的。

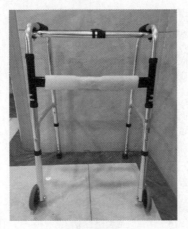

图 5-6　前轮助行器

（三）助起式助行器

助起式助行器（图 5-7）的设计呈阶梯形，扶手分为高低两段。低段的扶手用于助起，高段的扶手用于支撑。对于站立有困难者，可借助扶手实现从坐位到站位的体位转换。

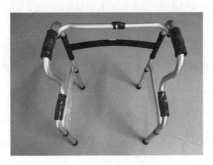

图 5-7　助起式助行器

二、单臂操作助行器

单臂操作助行器主要有腋拐（图 5-8）、四脚手杖（图

5-9）、手杖（图 5-10）3 种。

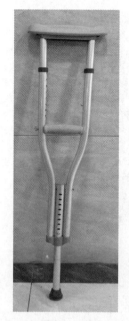
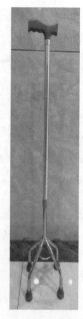
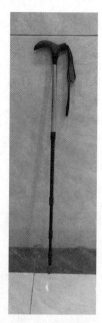

图 5-8　**腋拐**　　　　图 5-9　**四脚手杖**　　　图 5-10　**手杖**

（一）如何选择拐杖

选择拐杖的类型应根据脊髓损伤水平来确定。对于第一腰椎平面损伤的患者，应该选用长下肢支具和腋拐进行室内步行。对于第二腰椎平面损伤的患者，应选用长下肢支具以及腋拐进行室内和社区近距离步行，也可以使用肘拐进行社区步行。对于第三腰椎至第四腰椎平面损伤的患者，应选用短下肢支具和肘拐进行社区步行。对于第五腰椎至第一骶椎平面损伤的患者，应选用足托或单拐进行社区步行。对于第二骶椎以下损伤的患者，应在社区步行训练时不使用拐杖。四脚手杖因接地端有四个带胶垫的爪着地，稳定性极好，具有很好的防滑作用。

对于第一胸椎至第五胸椎平面损伤的患者，应选用骨盆带长下肢支具和腋拐进行支具站立训练，使用肘拐进行站立训练或训练性步行。对于第六胸椎至第十胸椎平面损伤的患者，应选用骨盆带长下肢支具和腋拐进行训练性步行。对于第十一胸椎至十二胸椎平面损伤的患者，应选用骨盆带长下肢和腋拐进行室内步行。

（二）腋拐的高度调整

身体正直站立，双臂自然下垂。拐的最高横梁部分应在腋下 5cm 左右的高度，扶手部分应在手自然下垂时正好可以握住的高度。一般来说，腋拐都设计有可以调节高度的装置，在使用之前，一定要根据自己的身高和手臂长度来调整拐杖的高度。如果使用的腋拐过矮，会使上身前倾，重心降低，不能按正常的步态行走。如果腋拐的高度过高，患者就会将腋窝压在拐上以支撑体重，如果压力过大，可能会导致腋神经损伤。

（三）持腋拐步行方式

1. 摆至步

在调整好腋拐的高度后，身体正直站立，双手扶好腋拐，将拐杖稍稍向身体两侧分开，并使其紧实地支撑在地面上［图 5-11（1）］。第一步，双拐同时向前摆出；第二步，躯干前倾，用双拐支撑体重［图 5-11（2）］；第三步，双足同时向前迈出，且迈至邻近双拐落地的位置［图 5-11（3）］。熟练掌握这些步骤或肌力较好且能稳定控制身体时，也可跨过双拐落地的位置以加大步幅。这种方法是开始步行时常用的方法，适用于双下肢受伤的患者。

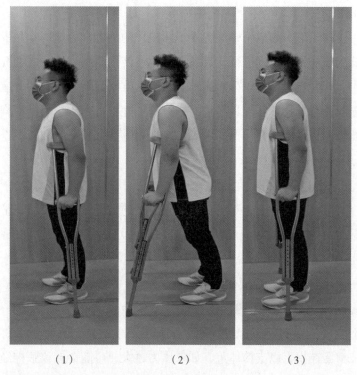

（1）　　　　　　（2）　　　　　　（3）

图 5-11　**摆至步**

2. 摆过步

在调整好腋拐的高度后，身体正直站立，双手扶好腋拐，将腋拐稍稍向身体两侧分开，并使其紧实地支撑于地面上［图 5-12（1）］。第一步，双拐同时向前摆出［图 5-12（2）］；第二步，躯干前倾，用双拐支撑体重；第三步，双足同时向前迈出，并越过双拐落地的位置，再将双拐向前摆出以取得平衡［图 5-12（3）］。在熟练掌握上文描述的摆至步后，可使用本方法摆过步。这种方法适用于双下肢受伤的患者。

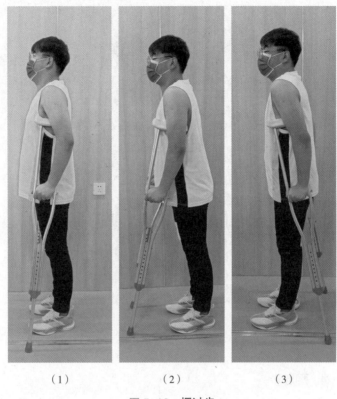

（1）　　　　　　（2）　　　　　　（3）

图 5-12　**摆过步**

3. 四点步

当调整好腋拐的高度后，身体正直站立，双手扶好腋拐，将腋拐稍稍向身体两侧分开，并使其紧实地支撑于地面上。步行的顺序为：先迈出一侧的拐杖和对侧的下肢［图 5-13（1）］；接着，在平稳地支撑后，向前移动重心至一侧拐和对侧的下肢，同时支撑体重［图 5-13（2）］；最后，换另一侧的拐杖和下肢迈出。此方法适用于双下肢受伤的患者，但如果双下肢的肌力较好，或者是单侧下肢受伤的患者在早期下地扶拐行走时，也可以用这种方法。

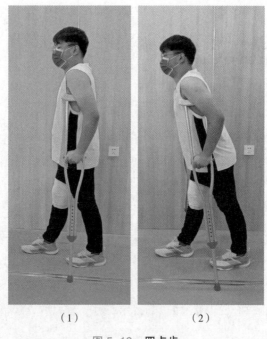

（1） （2）

图 5-13 四点步

4. 两点步

当调整好腋拐的高度后，身体正直站立，双手或单手扶好腋拐，将腋拐稍稍向身体两侧分开，并使其紧实地支撑于地面上。第一步，一侧拐和对侧的下肢同时向前迈出；第二步，另一侧拐和下肢向前迈出。见图 5-13。即在熟练掌握前面的四点步后，可以在左右侧交替跨步的过程中，不必再停下来稳定身体，这种步行方法可加快步速。此方法适用于双下肢受伤的患者。但如果双下肢的肌力较好，或单侧下肢受伤的患者在早期下地扶拐行走时，也可以用这种方法。

5. 患侧下肢不能负重时的用拐方法

在某些伤病或手术后，如果要求患侧下肢完全不能负重，或者早期疼痛过于剧烈，患侧下肢不敢着地时，可采用扶拐步行。

首先，调整好腋拐的高度，身体正直站立，双手扶好腋拐，将腋拐稍稍向身体两侧分开，并使其紧实地支撑于地面上，同时让患侧下肢抬起，不负重站立。如果患侧下肢可以稍稍弯曲，可以像［图 5–14（1）］那样站立；如果不能弯曲，则需要在体前伸直抬起，不让其着地站立。

第一步，双拐和患侧下肢同时向前迈出［图 5–14（2）］；第二步，身体前倾，将体重移至双拐，支撑稳定身体；第三步，健侧下肢向前迈出，并迈至邻近双拐落地的位置。在熟练掌握后，或肌力较好且能稳定控制身体时，也可跨过双拐落地的位置，以加大步幅［图 5–14（3）］。

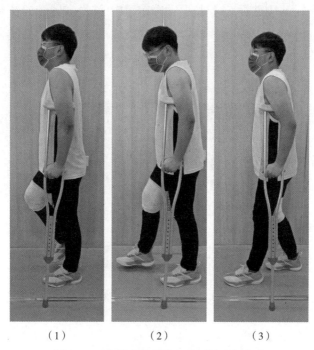

（1）　　　　（2）　　　　（3）

图 5–14　患侧下肢不能负重时的用拐方法

6. 单拐的使用方法

在调整好腋拐的高度后，身体正直站立，单手扶好拐杖（拐应该用在患腿的对侧，即健腿的一侧。也就是说，如果右腿有问题，拐用在左边；如果左腿有问题，拐用在右边），并使其紧实地支撑于地面上［图5-15（1）］。第一步，单拐和患侧下肢同时向前迈出［图5-15（2）］；第二步，身体前倾，将体重移至单拐和患侧下肢，根据情况负重，支撑稳定身体［图5-15（3）］；第三步，健侧下肢向前迈出，且迈至邻近双拐落地的位置。在熟练掌握后，或肌力较好且能稳定控制身体时，也可跨过双拐落地的位置，以加大步幅。

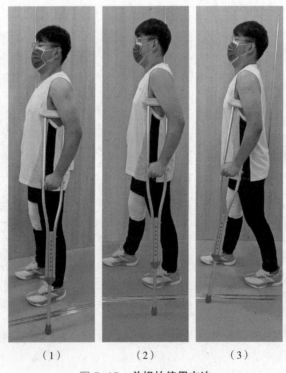

（1） （2） （3）

图 5-15 单拐的使用方法

对于脊髓损伤来说，通常都是截瘫或四肢瘫，单瘫、偏瘫的情况较少见。使用拐杖进行行走或站立训练存在较大的安全隐患，因此建议在专业人士的指导下进行个人训练。

第三节　平行杆

对于所有脊髓不完全性损伤者，甚至完全性损伤者，一旦能够跪立爬行，就应开始在平行杆或站立架内进行锻炼。这一阶段的训练，可以与轮椅转移训练同时进行。从坐到站的练习，要从站立平衡开始，再到提腿、迈步行走。如果患者股四头肌无法收缩，膝关节固定不稳，就要尽早使用长腿支具，或者带骨盆、腰托的长腿支具。这一阶段的训练一般在伤后 8 周左右开始。练习的步骤是：在他人扶持下，从床边站立到平行杠内站立，再到持腋拐站立，最后到扶墙、扶人站立、靠墙单独站立，逐渐延长站立时间，并在平行杠内进行下蹲、站起的训练。当使用支具练习持拐站立时，患者可在双上肢的支撑下，保持膝部伸直位，通过练习用肩胛带肌群上提躯干，或者站立于平行杠间，向前弯腰牵伸大腿后肌群和小腿肌群。在此基础上，再对站立时的躯干增加对抗力，以强化站立平衡能力，为下一阶段的迈步行走打好基础。

如果经济条件允许，使用带骨盆和护腰的 ARGO 外在骨骼系统是最佳选择，但是它价格太昂贵了。从定做加工到成品穿戴训练使用，进口的费用在人民币 6 万元左右，加上矫形器制作厂家较多，技术水平参差不齐，价格混乱，老百姓是很难消费的。但国产的 1 万 ~ 2 万元，质量还是可以的。对于胸 10 以下的脊髓完全性损伤患者，佩戴国产的长腿支具就可以了。

长腿支具国产价格在 6000～8000 元。如果经济困难，尝试着自制支具，只要能固定住膝关节，能够站立、迈步（直腿）就行。如果股四头肌无法收缩，膝关节固定不稳，就要及早用长腿支具，或带骨盆、腰托的长腿支具。迈步行走，主要靠腰方肌和髂腰肌的收缩甩动下肢。

　　自制平行杠是一种经济实惠的选择，可以依据居室空间调整长短、宽窄、高低尺寸。具体做法：购买废品收购站的钢板和 0.6～1 寸的废旧钢管，按照图 5-16 让焊工师傅裁制，用砂纸打磨光滑，再刷油漆或抓铁漆就可以了。这样的平行杠成本与加工费不超过 400 元，比康复器材商店便宜很多，且很实用。

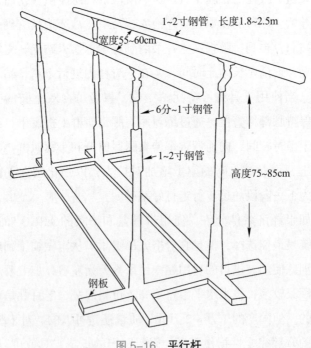

1~2寸钢管，长度1.8~2.5m

宽度55~60cm

6分~1寸钢管

1~2寸钢管

高度75~85cm

钢板

图 5-16　平行杆

脊髓损伤稳定期的第 8 ~ 12 周，可以在各种训练的基础上进行行走预后判断。预后判断的方法：首先，熟悉练习行走迈步时的重心转移，再了解躯干、下肢肌肉功能，主要检查上抬骨盆的腰方肌的肌力，依此来推断行走的预后。如果腰方肌的肌力在 3 级以上，经过训练是完全可以迈步行走的。

对于胸 10 以下脊髓损伤患者，通常在损伤后 3 ~ 4 个月可借助拐杖和支具进行行走训练。先从平行杠内练习行走平衡，接着练习腋拐下行走，再练习丁字手杖行走，最后到独立行走。

对于胸 10 以下部分不完全性脊髓损伤患者，轮椅训练和站立训练可合并穿插进行。康复训练计划一般根据患者的活动能力和病情承受能力进行个性化设计。应该辨证灵活地制订康复计划，包括时间先后、快慢上都可以因人而异进行变通。

康复训练，全过程应该有医护人员、亲属、陪护人员，随时注意患者的情绪和心理变化，康复的思想教育工作要不断地进行，尤其对那些思想波动较大的患者，不论情绪如何变化，都要千方百计地促使其完成当天的康复训练功课，不可迁就。

近几年，用微电脑多导程功能性电刺激控制截瘫患者的站立、行走功能已开始应用于临床，但这些先进的康复技术在我国还没有普及应用，目前对普通老百姓而言只能是望洋兴叹了。

第四节　使用辅具的技巧

脊髓损伤者 3 个月以后，进入恢复后期。由于早期康复治疗和训练，运动、平衡、转移能力都有了一定改善。此时，除了继续强化早期训练成果外，就要依据每位伤者脊髓损伤平面和程度的不同以及伤者具体状况，制定生活自理、自主目标。对不完全性脊髓损伤者，要争取最大限度的恢复，进一步提高残存功能，达到最高独立生活目标。对于完全性脊髓损伤者，借助各种辅助器具争取最大限度的恢复，提高残存功能，尽力改善生存质量。

脊髓损伤者3～6个月后，就进入到康复的冲刺阶段了。但是，由于伤残导致身体某种功能障碍，不能完成某项或多项日常活动。在没有治疗师帮助的居家康养，也不能全依赖亲属和陪护，这时就需要自己顽强并刻苦学习锻炼，才能找到人生旅途中新的开始和新生活。有人说"百炼成钢"，当你的心性修炼得如镜般明彻，如流水般圆润时，当你切实生活在"不以物喜，不以己悲"的宁静中时，当你发觉胸中不断流动着万千般勇气时，你的力量历经千锤百炼，就能达到"重新做人"的目标了。

康复训练，在很多时候都离不开康复工程的支持。康复工程是一门应用现代工程学原理和方法，研究恢复、补偿或重建残疾、残障人功能障碍的技术学科，同时也是一门跨专业的新型边缘学科。它通过对医学解剖学、人体力学、机械工程学、材料学以及电子学等领域的研究，利用专业技术制造出一系列辅助用具，以帮助功能障碍或缺失的残疾人提高他们的生活独立能力，这是他们融入主流社会的一种重要治疗方法。

每个人的情况都有所不同，因此康复工程应该因地、因人而异，实现个体化。我国有超过8000多万的残疾人，再加上近6000万需要矫形器的老年人，这样庞大的康复工程，国家何时才能腾出手给予帮助呢？2014 年 4 月 23 日，财政部、民政部等 6 部门以财社〔2014〕13 号印发《关于做好政府购买残疾人服务试点工作的意见》，但在全国范围内全面覆盖还需要一段时间。所以，目前我们还得体谅国家的困难，自力更生。对于有条件的人，可以与矫形器厂联系，定制国产或者进口的支具、矫形器，这当然是最好的办法了。对于没有条件的人，也不能悲观失望，要想办法自制训练器具、支具、矫形器支持自己的康复。我们认为，脊髓损伤居家康复必须有平行杆和地毯。另外，像膝关节、踝关节支具，可以用布垫、皮革、松紧带、绳带和木夹板等材料制作，只要能固定好膝关节、踝关节，矫正足下垂，使患者能够比较顺利地持拐迈步就可以。这样也能解决一些经济有困难患者的运动锻炼问题。尽管它的舒适度、灵活性比不上"洋支具"，但它最终还是能够帮助患者站立起来，并且还可以做一些主动的迈步活动。

我们应该根据每个人的具体情况，不必贪大求洋，消极等待，而是要积极寻找简单实用的方法，就地取材地开展一些康复工程方面的应用研究和探索。这也是我们脊髓损伤居家康养工作很重要的事情，家庭和社会都要重视这一现实问题。我们应该思考如何才能帮助那些面临多重困难的人，尽快经济实惠地实施居家康复计划，让社会底层和弱势人群中的残疾人也有机会享受人类智慧的成果。

自制的简易支具与"洋支具"相比，有其独特的好处，可以克服人们过分依赖的惰性。支具，只是辅助运动功能的工具而已。提高独立生活能力的关键还是要靠人顽强、刻苦、持之以恒的精神和毅力来强化运动功能的锻炼。

辅助器具的种类非常多样，选用合适的辅具不仅能提升自我效能感，还能有效提高患者的日常生活能力和生活质量。大家可以根据各自的需求、接受程度以及功能状况合理选择辅具。

一、进食类辅具

1. 加粗柄用具

适用于抓握功能不佳或手指屈曲受限者。这种柄较普通用具更容易抓握，见图 5-17。

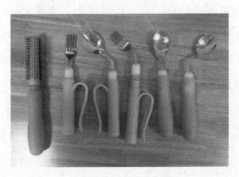

图 5-17　加粗柄用具

2. C 形带

适用于抓握功能不佳或手指屈曲受限者。这种工具可以固定在手中使用。见图 5-18。

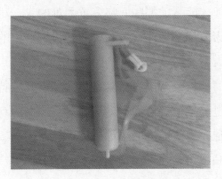

图 5-18　C 形带

3. 杯把

适用于握力不足、单手稳定性和协调性较差者。这种用具可以单手握住杯子，其手柄能提高稳定性。见图 5-19。

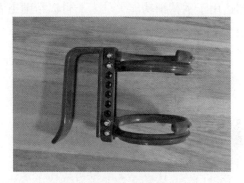

图 5-19 杯把

4. 防滑防洒碗、防洒盘

适用于手功能不佳者或单手操作者。这些用具可防止在进餐过程中碗、盘移动。见图 5-20。

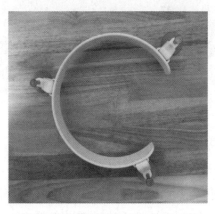

图 5-20 防滑防洒碗、防洒盘用具

二、穿衣类辅具

1. 系扣器

系扣器适用于手精细功能欠佳者。可以帮助患者更容易系纽扣。见图 5-21、图 5-22。

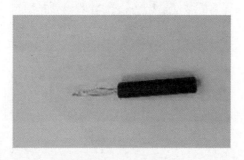

图 5-21　**系扣器**

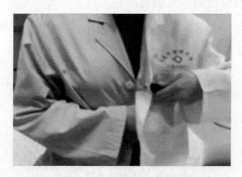

图 5-22　**系扣器操作示意**

2. 穿衣钩

穿衣钩适用于手粗大、功能尚可，但关节活动受限者；或坐位平衡较差，且不能弯腰者；或肢体协调障碍者。此物可以帮助患者够取远处的衣物，帮助患者穿衣。见图 5-23、图 5-24。

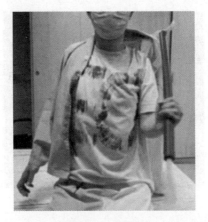

图 5-23　**穿衣钩**

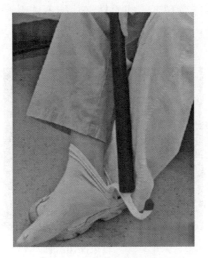

图 5-24　**穿衣钩操作示意**

3. 穿袜器

适用于不能弯腰者，手精细功能不佳者，以及肢体协调障碍者。此物可以帮助患者穿袜子。见图 5-25。

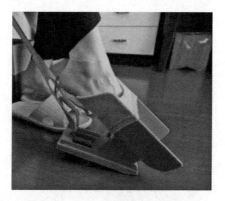

图 5-25　**穿袜器操作示意**

4. 鞋拔

适用于不能弯腰者，或手精细功能不佳者，或肢体协调障碍者。此物可以帮助患者穿鞋子。见图 5-26。

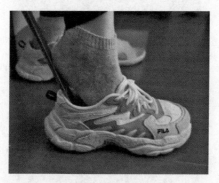

图 5-26　**鞋拔操作示意**

三、洗浴修饰类辅具

1. 长柄刷

适用于弯腰不良者。此物可以帮助患者清洗肢体。见图 5-27。

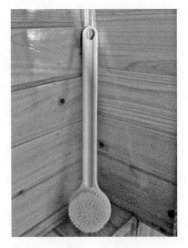

图 5-27 **长柄刷**

2. 洗澡椅

适用于体力低下、下肢无力、关节活动受限、平衡功能不佳者。此物可以帮助患者稳固地坐着洗澡。见图 5-28。

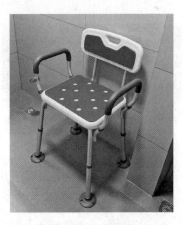

图 5-28 **洗澡椅**

3. 防滑垫

适用于平衡功能不佳者。常用在厨房、浴室这类容易摔倒的地方。见图 5-29。

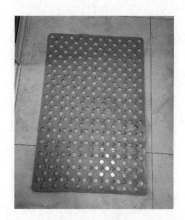

图 5-29　防滑垫

4. 挤牙膏器

适用于挤牙膏困难者。此物可以帮助患者挤出牙膏。见图 5-30。

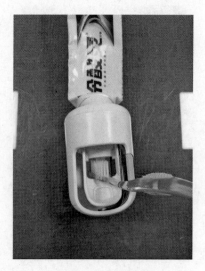

图 5-30　挤牙膏器

四、如厕类辅具

1. 马桶增高垫

适用于下肢关节活动受限者。此物可以帮助患者易于坐下和站起，见图 5-31。

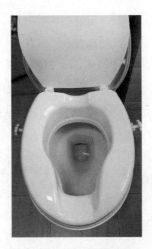

图 5-31　马桶增高垫

2. 自动洗屁股神器

适用于手无力及平衡功能不佳者。见图 5-32。

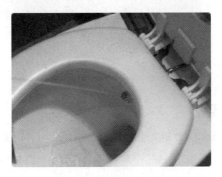

图 5-32　自动洗屁股神器

五、防压疮坐垫

长期坐轮椅者，特别是脊髓损伤患者，选择一个适合的坐垫，对减轻臀部的压力，避免皮肤受到摩擦是非常重要的。

坐垫按材质分为：泡棉坐垫、凝胶坐垫、充气坐垫、蜂巢式坐垫。

1. 泡棉坐垫

泡棉坐垫质轻价廉，易于加工改装，如希望在哪里减少压力，就在哪里削出一个凹洞，以防止骨突的部位或压疮直接接触坐垫。缺点是不耐用，易变形。见图5-33。

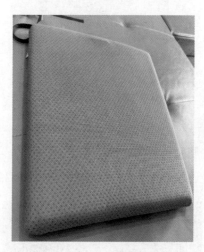

图 5-33　泡棉坐垫

2. 凝胶坐垫

凝胶坐垫有良好的均压作用，能随使用者的身体活动改变形状，以减少骨头突起部位的压力。常用于姿势不良或骨骼变形者。缺点是比较重，吸震效果较差。见图5-34。

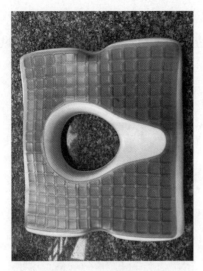

图 5-34　凝胶坐垫

3. 充气坐垫

充气坐垫，坐上去臀部的压力会比较平均，因此有较好的
分压效果。缺点是稳定性不足，易被划破。见图 5-35。

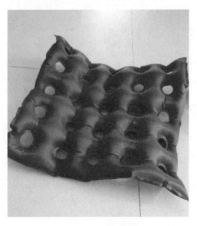

图 5-35　充气坐垫

4. 蜂巢式坐垫

蜂巢式坐垫由聚酯材料做成。外观像蜜蜂的巢，中间有很多微小的孔，可使空气流通，重量轻，易清洗。缺点是感觉比较硬。见图 5-36。

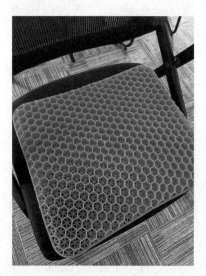

图 5-36 **蜂巢式坐垫**

第五节 矫形器的适配和应用

矫形器又称支具，是一种用于人体四肢、躯干等部位的器械，它通过力的作用，可以预防、矫正畸型，治疗骨骼、关节、肌肉和神经疾病，并补偿其功能。早期使用矫形器，可使脊髓损伤者早日进行功能锻炼，从而减少并发症，加快康复进程，提高生活质量。现在，矫形器的应用已成为脊髓损伤患者治疗的重要手段之一。

一、使用矫形器的目的

1. 损伤早期使用矫形器的目的

辅助稳定损伤部位，例如使用硬的脊柱矫形器；预防肢体关节畸形，例如在床上用足托板将脚与小腿固定在 90°的功能位，以预防马蹄畸形；应用微粒、均压床垫防止压疮等。

2. 恢复期使用矫形器的目的

稳定关节，进行站立和步行训练；改善步行功能；预防关节挛缩畸形。

二、矫形器的分类

（一）脊柱矫形器

1. 颈托。用于颈椎、颈髓损伤后，对固定要求不高，或骨折愈合后期的患者。

2. 普通腰围，用于适当限制腰椎活动者。

3. 胸腰骶椎矫形器，用于胸腰段脊柱骨折及术后需要固定的脊髓损伤患者。

（二）上肢矫形器

1. 手功能位矫形器

适用于 C_8 以上平面脊髓损伤者。主要目的是保持肢体和关节良好的功能位或中立位，以支持关节、缓解疼痛、预防畸形。

2. 腕驱动屈指矫形器

适用于 C_6 平面脊髓损伤者。当主动伸腕时，手指在连杆的带动下捏合，手腕屈曲时手指可以打开。

（三）下肢矫形器

1. 无助动力功能截瘫行走器

多采用双侧髋膝踝足矫形器（HKAFO）或双侧膝踝足矫形器（KAFO），通过髋关节铰链与硬式腰骶椎矫形器相连接。患者在使用时需要将髋膝关节锁紧，踝关节则采用固定方式。该行走器主要依靠患者身体重心前倾、骨盆侧倾以及躯干旋转惯性达到跨步，进行站立及行走功能训练时必须在平衡杠内或使用双拐。

下腰椎平面损伤者，如伴有踝关节不稳，应使用踝足矫形器（AFO）。

上腰椎或胸腰段损伤者，如有膝关节及髋关节不稳，但腰腹肌功能存在，应使用膝踝足矫形器（KAFO）。

胸椎水平损伤者，如腰腹肌受损，应使用带有骨盆带的髋膝踝矫形器（HKAFO）。

复合支架，是一种支架与经皮神经电刺激相结合的装置。最简单的一种是 AFO 加小腿三头肌功能性电刺激装置，用电刺激产生抗重力及推进力，可连续步行数百米。较复杂的一种是 KAFO 加股四头肌功能性电刺激装置，可在足着地时地面反作用力启动电刺激，以稳定膝关节。

2. 助动力功能截瘫行走器

近年来，以 ARGO 为代表的助动功能截瘫行走器应用于临床，使得胸 4 以下的完全性胸髓损伤患者能够通过截瘫行走器进行实用性步行。ARGO 的结构设计特点，不仅在步行中有助动功能，而且在患者站立与坐位姿势互换过程中也有助动功能。患者不需要首先用手打开膝关节部的铰链锁，即可直接站立或坐下。膝关节部支具的弹性装置使得姿势互换时得到助动，从而省力易行。

居家康养患者实践证明，患者在应用 ARGO 站立时稳定性较好，手杖对地面的压力较低，胸 4 至胸 9 水平脊髓损伤的患者在使用 ARGO 进行行走训练时，氧耗明显降低。

第六节　家居无障碍环境的建设和改造

一、居家环境的改造原则

1. 改造应具有个性化特点。
2. 活动空间应保证安全且舒适。
3. 最好将活动空间设定在同一楼层。
4. 改造应尽量满足使用者的功能独立性。
5. 活动空间内应设有帮助维持身体平衡的设施。

二、住宅楼出入口的改造

住宅楼出入口应考虑是否设置斜坡，以及斜坡设计是否适合轮椅使用者驱动轮椅上下。

1. 斜坡建设方案

（1）理想斜坡应该是高度和水平长度之比为 1∶20。

（2）最大的坡度比例不应超过 1∶12。

（3）当条件不允许时，可考虑使用折叠式临时斜坡。

（4）供轮椅通行的坡道应设计成直线形、L 形或 U 形，不宜设计成弧形。

（5）斜坡设计方案 A 和 B 的详细内容见图 5-37，方案 C 和 D 的详细内容见图 5-38。

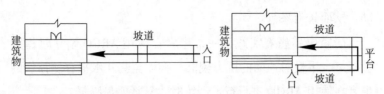

A方案：直线形坡道，轮椅使用者需要走较长的路进入建筑物

B方案：坡道的入口在建筑物的前面，轮椅使用者与普通人由相同的位置进入建筑物

图 5-37　斜坡 A、B 方案

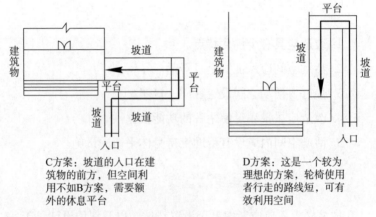

C方案：坡道的入口在建筑物的前方，但空间利用不如B方案，需要额外的休息平台

D方案：这是一个较为理想的方案，轮椅使用者走的路线短，可有效利用空间

图 5-38　斜坡 C、D 方案

2. 斜坡扶手建设方案

（1）扶手的标准高度应为 85cm。

（2）扶手的起点与终点处延伸应 ≥40cm。

（3）扶手的末端应向内拐到墙面，或向下延伸 10cm。栏杆式扶手应向下成弧形或延伸到地面上固定。

（4）斜坡的两侧最好设置挡高，约 10cm。

（5）扶手内侧与墙面的距离应为 40～50mm。

（6）扶手应安装坚固，形状易于抓握，扶手截面尺寸为

35~45mm。

（7）斜坡扶手方案的详细内容见图 5-39。

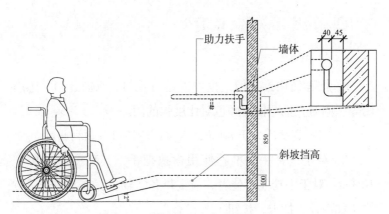

图 5-39　斜坡扶手方案（单位：mm）

3. 斜坡上休息平台

大门前应留有 1.5m×1.5m 的休息平台，供轮椅停留和回转。

三、住宅楼电梯的改造

住宅楼的电梯应考虑电梯门的宽度，以及电梯内的设施是否适合轮椅使用者。

1. 电梯迎门面，应设有镜子，以便轮椅使用者观察自己的进出是否已完成。

2. 电梯内部，应设有扶手，便于轮椅使用者维持平衡。扶手的高度应为 0.85~0.9m。

3. 电梯按钮，应设置在轮椅使用者可以轻松触碰到的位置，高度应为 0.9~1.1m。

4. 升降平台，供乘轮椅者使用的升降平台面积应大于或等于 1.2m×0.9m。

5. 如果没有电梯，应依照实际情况考虑安装电梯或使用爬楼机。

四、居室出入口的改造

（一）门

1. 推荐使用推拉门，也可以是折叠门、双向开门、感应门等。同时，推荐使用颜色对比度强的门。

2. 门的宽度应大于80cm，以保证轮椅可以顺利通过。

3. 对于门把手，推荐使用横执把手，其高度应在95~105cm。对于手功能不佳者，应提供各式辅具，并改变开门方式（如声控，插卡，按钮）。

4. 安装扶手。靠近门把手的一侧墙面安装扶手，便于轮椅使用者在开门时抓握。

5. 安装护门板。在门扇下方应安装高度为35cm的防撞护门板。具体参见图5-40。

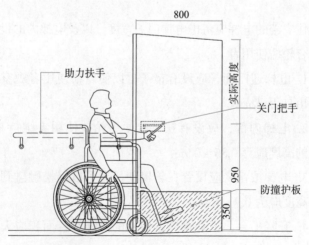

图 5-40　护门板（单位：mm）

6. 居室外门铃应设置在低位，门铃高度最高不超过120cm。

7. 居室内窥视孔推荐设置在低位，以适应轮椅使用者的坐位高度。

（二）门槛

1. 尽量无门槛。

2. 若有门槛，门槛高度与门内外地面高度差不应大于15mm，并设置小斜面过渡。

（三）走廊

1. 走廊的宽度最好大于或等于120cm，至少应大于或等于90cm，以便于轮椅通行。

2. 走廊两侧墙面应安装扶手，扶手的高度为0.65~0.85cm。

五、卫生间的改造

1. 卫生间推荐使用推拉门。如果使用平开门，在卫生间空间有限的情况下，最好为双向开门，其次选择外开门。见图5-41。

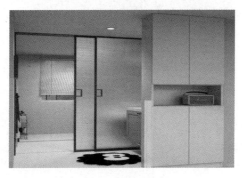

图 5-41　**卫生间门**

2. 卫生间尽量不要门槛。若有门槛，需要设置小斜坡过渡。

3. 卫生间面积一般要大于或等于 $4.5m^2$。

4. 坐便器

（1）一般采用坐式马桶，高度接近轮椅，便于患者转移。

（2）马桶旁不靠墙侧安装可掀式扶手。马桶旁靠墙侧安装 L 型扶手，L 型扶手距马桶后墙面 30cm。

（3）马桶两侧扶手相距 80cm 左右，扶手一般距离地面 75cm 左右。见图 5–42。

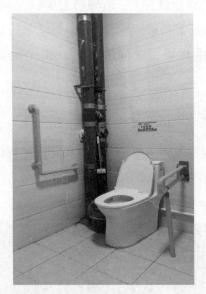

图 5–42　马桶扶手

（4）马桶应安装洗屁股神器，大小便后马桶会自动冲洗屁股。见图 5–43。

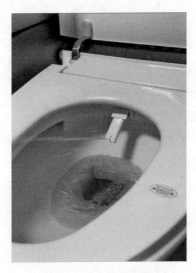

图 5–43　马桶洗屁股神器

5. 洗漱台

（1）洗漱台的深度应在 43～63.5cm。

（2）洗漱台下的高度应大于或等于 68.5cm，台面下应留有空间；若有热水管，需要进行包裹保护。

（3）洗漱台的整体高度应小于或等于 85cm。

（4）洗漱台如果安装了扶手，其高度应比洗手台高 1～3cm。

（5）水龙头，推荐使用带有长柄开关的。

6. 洗漱镜

（1）使用有斜度的洗漱镜，以便轮椅使用者整理仪表。

（2）洗漱镜的下缘高度应小于或等于 101.5cm。

7. 求助按钮

在卫生间内，马桶边和淋浴处可安装求助按钮。

8. 地面

（1）卫生间地面应选用防滑瓷砖，并使用防滑垫（最好是一整块的防滑垫）。

（2）地面应有顺畅的排水装置。

9. 洗浴设施

（1）内部应有较大的空间，放置洗浴椅，并在墙面安装垂直与水平的扶手。

（2）不应建门 / 门槛 / 门框，不应使用玻璃隔断，可安装塑料浴帘。

六、厨房的改造

1. 尽量无门槛。

2. 建议使用推拉门。

3. 建议安装低位灶台、水池及操作台（图 5–44），四周安装抓杆，下方高度不少于 68.5cm，深度 43 ~ 63.5cm。

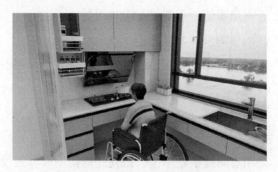

图 5–44　灶台、水池及操作台

4. 橱柜

（1）如果条件允许，可以安装升降橱柜、移动式操作台等，便于轮椅使用者拿取食具。

（2）正面伸手取物的高度范围为 38～122cm，侧面伸手取物的高度范围为 38～122cm。

（3）台面下应留空。若有热水管，需要进行包裹保护。

（4）如有必要，可配备一个带有脚轮的推车，以方便转移物品。

5. 燃具、排风和安全装置

（1）热水器及燃气阀门开关应方便轮椅使用者靠近，便于开启与关闭。

（2）抽油烟机 / 排风扇应使用拉线式开关，或其他辅助开关，便于使用者开启。

（3）使用安全型灶具，并安装自动灭火和燃气泄漏警报装置。

七、卧室和阳台的改造

（一）卧室

1. 尽量无门槛。

2. 推荐使用折叠门，或推拉门。卧室门见图 5-45。

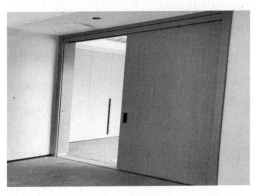

图 5-45　卧室门

3. 床

（1）床的高度应与轮椅接近。非轮椅使用者，床的高度应以患者坐在床边髋、膝关节保持 90° 时双脚可以放在地面上为宜。

（2）床垫应坚固、平稳、舒适。

（3）床边可安装扶手，便于患者从卧位坐起。见图 5-46。

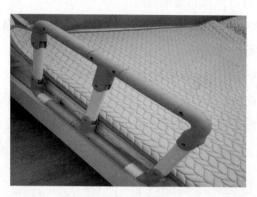

图 5-46　**床边扶手**

（4）床应靠墙或角落，以提高稳定性；或在四个床角垫上橡皮吸盘，保持稳固。

（5）床头 / 床位应预留放置轮椅的空间。

4. 室内地毯高度不超过 1.3cm，并使用双面胶等固定住。

5. 电源插座开关，应装在方便安全的位置。电源插座高度不应低于 0.5m，开关高度不应高于 1.2m。

6. 衣橱内的悬吊杆，高度应在 132cm 以下，以方便坐轮椅者悬挂衣物。

（二）阳台

1. 阳台安装电动或手动升降式晾衣架。

2. 洗衣台尺寸参考洗漱台。

第六章

脊髓损伤患者的心理康复

脊髓损伤患者在患病后期，生理功能和心理状态都会发生相应的变化。患者的心理状态受疾病本身的影响，反过来又影响疾病的发生和发展。古希腊名医希波克拉底说过："了解什么样的人得了病，比了解一个人得了什么病更重要。"因此，熟悉患者的心理特征，并进行有效的心理干预，能够促进患者的康复，提高患者的生活质量，这是临床医疗工作的重要任务。

第一节 脊髓损伤患者的心理康复需要

康复心理学是运用心理学理论、技术研究和揭示康复中的心理活动、现象及规律的科学。它的目的是解决康复对象的一系列心理障碍，帮助他们接受残疾现实并逐步适应，挖掘他们的潜能，使他们重新回归社会。

人们在健康时往往能够去主动满足自己的各种需要，脊髓受损后的患者无法按照通常的方式去满足需要，而且因社会角色的变化还会产生新的需要，所以家人应了解并帮助患者满足其心理需要，促进疾病的康复。

一、患病期间的生存需要

在身体健康时，人们对饮食、呼吸、排泄、睡眠及躯体舒适等生存需要很容易满足。但患病后，这些基本生存需要的满足常常受到阻碍或威胁。例如，吞咽障碍的患者对食物的需求会受到影响，这不仅直接影响生理功能，也会对情绪产生极大影响。

二、患病期间的安全需要

疾病本身对安全需要的威胁，会使患者产生不安全感。丧失安全感常常使患者感到紧张，害怕独处，害怕发生意外，从而体验到孤独，热切期盼亲人的呵护。

三、社会交往的需要

患者本需要被关心和接纳，但在住院后，患者与亲人分离，在陌生的环境中需要进行一系列的检查及治疗。在这种情况下，患者特别需要医护人员和亲人的关怀、同情和理解。同时，患者需要熟悉环境，被新群体接纳；需要沟通，处理与医护人员和病友的关系，患者还需要与家庭成员沟通，保持交往和联系。

四、患病期间尊重的需要

患者常感到成为别人的负担或累赘，自信心降低。因此，对尊重的需要会比患病前更强。当家属照顾患者时，应尊重患者的隐私，照料患者日常起居时尽可能遮挡隐私部位。与患者沟通时，多说温暖、鼓励的话语，无故的谩骂和责怪对疾病的恢复没有帮助，反而会影响患者的心理健康。

第二节 脊髓损伤患者的心理特征及干预方法

一、脊髓损伤患者的心理特征

健康人心理活动主要是适应社会生活，而患者的心理活动则更多指向疾病及自身感受。不同年龄、性别及不同程度的脊髓损伤患者其心理变化会有以下 4 种心理特征。

（一）患者的认知活动特征

1. 感知觉异常

当人进入患者角色后，常会出现感觉异常，敏感性增强，尤其对自身的呼吸、血压、心跳、肠蠕动及体位等异常敏感。有时会出现味觉异常；个别患者会出现错觉及幻觉，出现肢体疼痛，或肢体有蚂蚁爬的感觉；久病卧床的患者会出现空间知觉异常，躺在床上会感觉房间或床铺在摇晃或转动等。

2. 记忆及思维能力异常

患者存在不同程度的记忆力异常。另外，患者的思维活动也受影响，其判断力下降，猜疑心理明显，也影响患者对客观事物的正确判断。

（二）患者的情绪特征

患病后，患者普遍存在情绪不稳定，控制力下降，易激惹等特征。临床表现为焦虑、抑郁、愤怒等情绪。

1. 焦虑

患者对疾病的担忧，包括对疾病性质、转归和预后不确定性的顾虑，对创伤情景的回顾及治疗安全性的担心，这些常常会使患者产生严重的焦虑情绪。这种焦虑情绪常伴有明显的生理反应，如心跳加快，血压升高，出汗，呼吸急促，头痛及失眠。

2. 抑郁

患者常会感到悲观失望，自卑自责，以及严重顽固的失眠，食欲、性欲减退等多种身体不适；还有社会功能下降、言语减少、兴趣缺乏及社会功能退缩，也会使患者产生抑郁情绪；另外，抑郁情绪的产生还与患者的个性，成长经历及社会教育、经济状况等因素有关。

3. 愤怒

患者往往认为自己生病是不公平、倒霉的，再加上疾病带来的痛苦会使患者感到愤怒，容易向周围亲友发泄不满和怨恨情绪，或自我惩罚和伤害，甚至对周围环境进行破坏。

（三）患者的意志行为特征

患病后，患者主要表现为意志行为的主动性降低，对他人依赖性增强；意志行为退化，常表现为言行幼稚，甚至退回到婴幼儿时期的模式，如躯体不适时会呻吟、哭泣以引起周围人的注意，获得关心及同情。

（四）患者的个性行为特征

在患病情况下，部分患者会出现个性改变，表现为依赖性增强、被动和顺从、自卑，以及回避社会及人格衰退。

二、患者心理问题的干预方法

针对患者的认知活动特点、情绪问题以及意志行为和个性改变，我们常采取以下综合性干预措施，帮助脊髓损伤患者解决心理问题。

1. 支持疗法

从患者角度出发，充分理解患者的痛苦和对疾病的认识，尊重和关心患者。鼓励患者倾诉，耐心倾听患者的痛苦与忧伤，帮助患者疏导负面情绪，鼓励患者培养积极乐观的情绪；帮助患者建立良好的社会支持系统，梳理战胜疾病的信心；指导患者养成良好健康的生活方式，帮助患者科学安排生活；给患者提供心理支持，促进机体的抗病能力。

2. 认知疗法

帮助患者认识自己的不良情绪和认知偏差，帮助患者改变观察问题的角度，赋予问题不同的解释，使患者的情绪及行为有所改善，达到纠正错误认识，重新建立合理信念和认知模式。

3. 心智重建

脊髓损伤了，身体伤残了，患者的身心和以前有了根本性的变化。以前的生活和工作都不能进行，患者想健康地活下去，首先应从重建心智开始。只有良好的心智，才能开始新的生活。患者肢体虽然重伤了，但头脑是清醒的。只要患者开动脑筋，不断努力，自然的、科学的、艺术的、哲学的、宗教的等都要学习，以拓宽知识领域，增智才能开慧，人生之路才有阳光，此生才能充实，生活就能了结寂寞，让快乐伴随前行。

第三节 脊髓损伤患者的心理康复护理

脊髓损伤的患者因伤残可导致工作和日常生活活动能力的障碍和丧失，易产生悲观、焦虑、急躁或绝望的情绪，严重影响康复进程。对于脊髓损伤患者出现的各种心理问题，通常运用支持、认知和行为等心理学方法，帮助患者尽早度过心理危险期，建立康复信心，特别是帮助他们顺利地回归家庭生活。针对脊髓损伤患者的病情和心理特点，要注重实施心理康复策略。

一、康复锻炼的价值和意义

帮助脊髓损伤患者正确认识居家康复锻炼的重要性，并引导他们将注意力集中于康复锻炼，这是患者康复的关键。对康复锻炼意义的评价要切合实际，既不能过度夸大康复锻炼的功效，给患者造成"只要积极锻炼就可以完全康复"的误解；也不能贬低康复锻炼的作用，认为康复锻炼无足轻重，有则练之，无则不练，这样均会影响患者的康复进程和康复效果。

二、重建患者的价值取向

居家康养面临许多挑战，其中心理康复是所有康复疗养活动的基础。在脊髓损伤者回家之前，他们要向医务人员学习和咨询，阅读一些励志方面的书，重塑自己的心智。学会"经常静思三分钟"的内功，即用静坐、调息、念真言三部曲进行三分钟：先静静地端坐；然后，在静坐中进行腹式呼吸；最后，念真言，即选择一个符合自己愿望的关键词，反复默念。这个办法很简单，只要长期坚持，就能收到意想不到的效果。

残疾并不等于失去自由和一切，也不等于没有价值和作为。由于受不合理的认知观念影响，部分患者的价值观存在偏差，对残疾本身带有偏见。他们认为，残疾等于失去了一切和做人的尊严，无法享受生活，不能参加工作，不能进行社会交往，家人、社会和朋友不会再接纳自己等。对这部分患者进行心理康复护理的一个主要任务就是重建患者的自信，重新找回生活的幸福感，坦然面对残疾和未来。

三、心理康复护理

（一）震惊阶段的心理康复护理

亲友需要给予患者更多的关心和照顾，运用体贴的语言来安慰和鼓励患者，向患者解释脊髓损伤的相关知识。同时，收集对患者康复有利的信息，使他们相信脊髓损伤的康复仍有希望，从而缓解患者对残疾的恐惧感，减轻其心理压力。

（二）否认阶段的心理康复护理

对处于否认期的患者，一切要顺其自然，不要操之过急，允许患者有一个逐渐接受残疾现实的过程，并耐心倾听他们的诉说。对有较强自制力并愿意接受帮助的患者，可在患者情绪稳定后，有计划、有策略地逐步向患者透露病情，使其逐渐接受自己的病情。对于不愿意接受帮助的患者，则鼓励他们多接触病友，逐渐从周围病友、医护人员处了解疾病的预后。对于只相信药物治疗、手术治疗，甚至偏方、秘方，而对康复治疗不了解、不接受的患者，可举一些错失康复治疗时机的典型病例，宣传脊髓损伤的康复知识，使他们明白康复治疗的重要性，从而早日接受康复治疗。

（三）抑郁或焦虑反应阶段的心理康复护理

大部分有自杀倾向的患者都发生在抑郁期，所以预防自杀是抑郁期健康教育的重点。一些患者表面装得若无其事，但其实可能对自杀早有准备，因此要求家属密切观察患者的情绪变化，防止意外事件的发生。抑郁期患者常有自卑心理，无法正确评价自己的价值，对残疾生活过分悲观，所以要引导患者积极面对残疾的现实，让患者逐步明白，残疾并不等于残废，只要坚持康复，脊髓损伤患者可以重新回归家庭和社会，从而放弃轻生的念头。

（四）对抗独立阶段的心理康复护理

该期患者的情况比较复杂，在行为上表现为不适应，对治疗有抵触情绪。所以，要求家属对患者的行为表示同情和理解，不要一味地指责。需要多与患者交谈，劝患者认真思考一下，假如自己什么也不做，也不参加康复锻炼，最终吃亏的会是自己。

（五）适应阶段的心理康复护理

适应期最突出的心理障碍，是患者在面对新生活时感到选择职业困难。大多数患者已无法从事原来的工作，需要重新选择。因此，求职咨询和职前培训已成为主要问题，治疗者应在这方面给患者提供信息，同时帮助他看到自己的潜能，扬长避短，努力适应环境。首先，在出院前要教会患者很多康复护理操作，为居家康养打好基础。其次，患者残疾后很少接触社会，对重返社会的心理压力较大，担心周围人的讽刺和嘲笑，所以要帮助他们掌握一些人际交往的技巧，克服自卑心理。先让他们与医护人员大胆交流，虚心学习一些基础的居家康养知识和励志知识，以便更好地融入社会。

在实际康复过程中，以上 5 个阶段的划分也不是绝对的，不是所有的患者都经历全部 5 个阶段。有的患者可能跨过某一阶段，直接进入另一个阶段；有些患者可能同时具有相连两个阶段的心理行为特点。家属对于患者在不同阶段心理变化，一定要注意辨别患者的情绪变化，准确判断他们的心理特点，有的放矢，灵活掌握心理康复护理策略，只有这样才能给患者提供行之有效的帮助。

　　总之，脊髓损伤患者，康复心理治疗的关键是多向和自己病情相似的励志类人物学习，了解人家是怎样克服心理障碍的，面对自己如何把握住信心，制订出目标明确、信心满满的康养计划，积极向前奋进。

第四节　情志疗法

　　情志疗法，也被称为精神康复法，是中医传统康复疗法之一，最早见于《黄帝内经》。古称"意疗""欣疗"，是指在整体观念的指导下，综合患者自身情况，制订详细的康复计划，运用语言、表情、姿势、行为等各种手段，影响患者的感受、情绪、认知和行为，改善心身功能障碍患者的异常情志反应，消除致病的异常情志因素，达到心身调和，促进康复。

　　情志是人对感受到的客观事物是否符合自身需求而产生的内心体验和意志过程，包含了认知、情绪、情感、意志等心理活动。中医学认为，人体是一个形神相互作用、相互制约的统一体。在病理状态下，形伤可引起情志失调，精神情志的失调又可加重形体损伤。如脊髓损伤患者因形体功能障碍而产生焦虑、抑郁等情志失调，日久可加重病情。正如《景岳全书》中所述："凡五气之郁，则诸病皆有，此因病而郁也；至若情志之郁，则总由乎心，此因郁而病。"

　　当形体遭受功能障碍时，会产生对应的精神情绪反应，具体体现在对自身功能障碍的心态上。患者的反应程度与功能障碍的性质与程度有关，同时也与患者的人格类型和行为特点有关，还与患者周围环境、家庭和社会因素有关。常见的异常情志表现包括抑郁、愤怒、焦虑、否认、依赖等。这些情志反应一方面反映了功能障碍所带来的后果，另一方面在体内的积累又会妨碍疾病的康复，甚至加重病情，导致新的功能障碍。因此，改善异常情志，不仅能促进原有形体功能障碍的进一步康复，还能预防新的形体功能障碍的出现。根据患者的具体情况，制订康复计划，运用语言、表情、姿势、行为等手段，暗示患者，增加对患者形体的良性刺激，提高患者的心理风险抵御能力，消除致病的精神因素，从根源上帮助患者走出形体功能障碍的心理阴影。

一、情志疗法分类

1. 情志相胜法

情志相胜法，是一种独特的中医情志治疗康复的方法。它是根据《黄帝内经》中的五情相胜的基础理论，即悲胜怒，怒胜思，思胜恐，恐胜喜，喜胜忧，通过有目的的运用各种手段，激发起患者的某些情志活动，进而达到纠正异常情志的作用，减轻和消除某些异常躯体症状，或者促进某些情志疾病痊愈。张子和将《黄帝内经》中的情志相胜理论明确阐述并深入研究，广泛应用于临床实践，留下了许多临床医案供后世参考。如《儒门事亲》云："悲可以治怒，以怆恻苦楚之言感之；喜可以治悲，以谑浪亵狎之言娱之；悲可以治喜，以迫遽死亡之言怖之；怒可以治思，以侮辱欺罔之言触之；思可以治恐，以虑彼志此之言夺之。"本法适用范围较广，如癫、狂、痫、惊恐、喜笑不休等异常情志疾病。

2. 说理开导法

说理开导法，是指通过劝说、指导、安慰等手段来疏泄患者情感，主要适用于有焦虑、紧张、恐惧等心理障碍的患者，可以为其提供精神支持。《灵枢·师传》云："人之情，莫不恶死而乐生，告之以其败，语之以其善，导之以其所便，开之以其所苦。虽有无道之人，恶有不听者乎？"亦在印证说理开导法精神安慰的巨大作用及其重要性。在临床诊病过程中，医者除仔细斟酌语句，注重平和语气外，还要注意自己的表情、态度、姿势和动作，增强医者自信，增加患者对医者的信任，进一步与患者进行深入的沟通与交流，充分了解患者所思所想。

3. 移精变气法

移精变气法，是由我国古代祝由疗法演化而来的一种情志疗法。《素问·移精变气论》曰："古之治病，惟其移精变气，可祝由而已。"王冰云："移，谓移易。变，谓变改。皆使邪不伤正，精神复强而内守也。"移精变气法需由一定权威性的人物，通过对患者详细讲解疾病的发生缘由，对患者的不良精神状态进行仔细指导和纠正；亦可通过行为、舞蹈等形式来转移患者的注意力，使患者气机顺畅，达到精神内守的良好状态。此法主要适用于因惊惧迷惑等异常情志所致的精神障碍。

4. 暗示疗法

《素问·调经论》指出："刺微奈何？岐伯曰：按摩勿释，出针视之，曰我将深之，适人必革，精气自伏，邪气散乱，无所休息，气泄腠理，真气乃相得。"这是关于暗示疗法的较早记载。此法按性质分类，有积极暗示和消极暗示。在医疗实践中实施的多是积极暗示，尽量避免消极暗示，以利于患者躯体功能的恢复和疾病的痊愈。按施行者分类，分自我暗示和他暗示。在临床实践中，主要以包括医者之情和旁人之情在内的他暗示为主。在面对患者时，医者施术应十分注意自己的语言、表情、姿势和行为，还要考虑到患者周围的人文环境和社会环境是否合理恰当，应最大限度地为患者创造良好的康复条件，通过他暗示调动患者积极的自我暗示，从而寻求内心的平衡。本法主要适用于癔症性躯体功能障碍的患者，特别是急性起病的类型。

5. 娱乐疗法

娱乐疗法，是将整个康复过程融入人的正常生产活动中，充分利用人体的自我康复能力，达到形神调和目的的治疗方法。本法主要适用于与心理因素有关的疾病，如高血压、冠心病、中风等。清代吴师机在《理瀹骈文》里说："七情之病也，看花解闷，听曲消愁，有胜于服药者也。"娱乐疗法的内容包括音乐、歌唱、戏剧、琴棋书画、放风筝、钓鱼等。音乐、歌唱的作用主要由曲调的节奏、旋律等因素决定。所谓"长歌以舒怀"，节奏鲜明的音乐能使人振奋，优美柔和的旋律给人安宁，低缓沉重的曲调让人肃静。戏剧、琴、棋、书、画等可以畅心怀，益情智，不仅促进患者精神康复，而且加强患者肢体功能恢复。放风筝、钓鱼均为寓静于动、动静结合的调养身心之法。选择娱乐疗法除要适合病情需要外，还要重视个人的兴趣培养，才会取得满意的临床疗效。

二、情志疗法应用注意事项

1. 选择正确的情志疗法

选择正确的情志疗法是进行精神康复的首要前提。其中，整体观念是选择正确方法的指导思想。人体是一个有机整体，人体与自然环境、社会环境有着密切的关系。只有顺应自然，适应社会，整体调治，才能"既治病，又见人"，最终达到形神统一。而辨证论治是选择正确情志疗法的有力保证。在制订康复计划时，必须根据不同的阶段采取相应的手段和方法，才能使其与临床实际相互统一，取得满意的康复效果。

2. **注重建立良好的医患关系**

良好的医患关系是进行情志康复成功与否的关键。如前面所述，情志疗法中的医患共参、以患为主的诊疗模式决定了在临床诊治过程中必须以互信为基础，才能为康复计划的成功实施提供有利的前提条件。

第七章

家居锻炼典型案例

案 例 一

我叫范继光，是新疆吐鲁番市招商局的一名干部。在2009年的夏季，我开始出现站立困难，上楼费劲，小便无知觉的情况。当地医院按照椎管狭窄进行了数月的治疗，但效果不明显。后来，我又尝试了游医的按摩和针灸，但依然收效甚微。之后，我转到新疆维吾尔自治区人民医院，但医生对我的病情无法确定，疑似是脊髓炎？椎管病？血管瘤？在同年年底，我又转到北京宣武医院的神经科，最终确诊为脊髓血管畸形。此时，我已经出现了肚脐以下无知觉、双下肢肌肉萎缩的情况。手术后，以上症状并没有改善，反而泌尿神经的损伤加剧了。

由于膀胱功能严重障碍，我在2012年2月做了膀胱造瘘手术。几年来，造瘘的效果好坏参半，每个月都要去医院换管，偶尔还会出现尿路炎症，给出行带来了很大的不便。此外，我的左下肢缩短了3.5cm，无法站立。在2015年的1月，我结识了俞大夫，他彻底改变和提高了我这个神经受损患者后半生的生活质量，增强和坚定了我康复锻炼的信念。

俞大夫鼓励我先采用药物疗法扩大膀胱储尿能力，经过6

个月的努力，我的膀胱储尿从原来的 20mL 增加到 350mL 以上。在 2015 年的 9 月，俞大夫亲自陪我在吉木萨尔县人民医院住院，进行了骶管治疗，间断性地夹闭造瘘管。同年的 11 月，俞大夫通过远程视频指导我在家拔出了膀胱造瘘管，我终于可以像正常人那样排尿了。近 4 年来，我间断性地服用山莨菪碱片，尿感明显，排尿顺畅，一次性尿量由原来的 50～100mL 现在为 200～250mL。

俞大夫远程指导我在家进行康复锻炼：轮椅操，垫上爬、跪、滚，助行器行走，四脚手杖上下楼梯，以及防止肢体僵硬的锻炼，增加了左下肢的支撑力，最终使两个下肢等长了。

俞大夫随时对我的诉求进行解答，出现用药反应、身体有不适时，及时远程指导我。我服用山莨菪碱片数月后出现腹泻，俞大夫告诉我采用减量→停药→加量的方式，可以缓解用药不适。

俞大夫还不定期到吐鲁番来看望我，了解我在家的康复锻炼和作业情况。几年来，在俞大夫的尽心指导下，我彻底改变了晨起下床依赖轮椅的情况，助行器、四角手杖成了我居家锻炼、生活的好帮手。现在我的生活质量改善了不少，我心中非常感激。

感谢俞大夫，你是我们肢残人居家康养的良师益友。

伤友　范继光

案　例　二

我叫唐庆军，是广西壮族自治区桂林市兴安县崔家乡粉山村委会枫木山人，是从事高空作业的安装工。2013 年，我在作业中不幸从高处摔下，造成胸椎第 4 节损伤，导致完全性截瘫，下半身失去了所有感觉和活动能力，大小便也失去了控制。我没有进行手术，选择了完全的保守治疗。3 个月后，我回到了家里，从此开始了痛苦的人生，每天都在与痛苦斗争，神经痛让我痛苦不堪，我不再谈论梦想、幸福和追求。

在 2014 年回到家后，由于我缺乏自我保护能力，不幸得了压疮。我在家自行换药，但是很久都没有见好。算起来医药费也花了不少。2016 年秋天，新疆的一位残疾人好友外科医师俞天国告诉我，他们打算自驾车到桂林等地旅游，顺便来给我做点状（微粒）植皮。他让我放心，说他年轻时做过很多这样的手术，而且并不复杂，我也不用担心花钱，所有的治疗都是义务服务，他让我等他。

但是，我听群里的病友说石家庄有一家医院可以治疗压疮，于是我和我父亲两个人乘坐高铁到了石家庄。但是，我们却跌入了一个坑，他们的治疗方法很不专业，是用像牛屎一样的膏药，用微波炉加热后贴敷患处的。在治疗期间，也没有进行细菌培养，也没有做其他的化验。我当时喜欢喝水，尿多，应该是糖尿病的症状，但他们没有进行检测，这严重耽误了我的治疗时间。1 个多月后，我的病情没有太大的改善，只好带着 3000 多元的药回家，自己换药。我在河北的时候，俞医生已经到了桂林旅游的半路上，让俞医生白白关心了我一次，我真的很后悔。我回家后又用了各种偏方，但是也没有太大的改善。

2018 年，我去桂林一家医院住院治疗了 3 个月，医生为我做了皮瓣转移手术，当时很成功，但是出院后没几天病情又反复了。

2020 年，我去兴安进行负压治疗半年，也没有治好。这一路走来真的太艰辛了，截瘫的残疾人本来就没有经济收入，我花费了那么多的时间和金钱，人受了罪，但是还是没有治好。最后，还是新疆的残疾人好友外科医师俞天国建议我做微粒（点状）植皮，我把他写的关于点状植皮的办法带上，找遍了我们这里的医院，也没有找到专业治疗压疮微粒植皮的医院。

最后，微信群里的一个病友介绍我去重庆南郊医院，那里专业治疗压疮，可以做微粒植皮。他们治疗压疮很专业，进医院后他们严格控制了我的血糖，半个月后为我做了清创手术，然后换药 20 天后为我进行了微粒植皮，植皮后用美宝湿润烧伤膏换药，最终压疮长好了。历时 3 个月，我就回家了，医疗费用报销了 80%，现在也没有复发。重庆南郊医院的医生非常热情，他们像亲人一样，让我感觉到社会对我们残疾人的关爱。在此，我要感谢重庆南郊医院所有的护士和医生，也要感谢俞天国医师多次耐心的远程指导，有了你们，我重新找回了幸福，我感恩你们，祝福你们工作顺利，身体健康！

伤友　唐庆军

附 残疾人之歌

残疾人之歌

他用意志写歌曲

《残疾人之歌》词作者俞天国是吉木萨尔县的一名医生，一次偶然的不幸致残后，他没有向病魔妥协，没有失去生活的信念。他顽强地和疾病作斗争，总结出一套康复治疗方案，并最终从病床上站起来。为了解除更多的瘫痪病人的痛苦，他于今年5月在吉木萨尔县开办了昌吉州第一家康复医院。

作者创作《残疾人之歌》作为医院院歌，旨在鼓励和自己有过相同经历的残疾人振奋精神，战胜病魔，在人生之路上勇敢而顽强地走下去。 （小客）

主要参考书目

1. 许光旭，蔡可书.脊髓损伤物理治疗学 [M].北京：电子工业出版社，2019.

2. 励建安，许光旭.实用脊髓损伤康复学 [M].北京：人民军医出版社，2013.

3. 高树中，冀来喜.针灸治疗学 [M].北京：中国中医药出版社，2021.

4. 吴勉华，石岩.中医内科学 [M].北京：中国中医药出版社，2021.